心 南宋

《扁鹊心书》包括上、中、下3卷及神方1卷，由南宋绍兴年间开州巡检窦材集录。本书刊行之后，曾一度散失湮没，复经清代胡珏参论，王琦校勘得以流传后世。书中以《黄帝内经》为医学准绳，上卷论经络、治法、虚实、缓急、禁忌、灸法等；中、下卷论述伤寒和内、外、妇、儿各科杂病的病因、病机、病变及治疗。书末附有神方一卷，载90余方，分别介绍其组成、功效及用法等。书中强调保扶阳气，力戒寒凉，首重灸艾，次重附子，其次重饵药。曾言："阳气未消终是死，阳精若在必长生。"所制使患者忍耐艾灼之痛的睡圣散，是以曼陀罗花为主药的中药麻醉方，历来为后世医家所重视。

《扁鹊心书》是研究中医理论与临床，探讨温补、艾灸学术思想的重要参考书。为增强其可读性、趣味性

扁鹊心书 南宋

白话图解

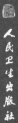

主　编　张家玮

副主编　郭秋蕾

　　　　赵启红

插　图　谭茗月

人民卫生出版社

图书在版编目（CIP）数据

扁鹊心书白话图解 / 张家玮主编 . —北京：人民
卫生出版社，2020
ISBN 978-7-117-29946-6

Ⅰ.①扁…　Ⅱ.①张…　Ⅲ.①中医学 – 中国 – 南宋
Ⅳ.①R2

中国版本图书馆 CIP 数据核字（2020）第 066446 号

人卫智网	www.ipmph.com	医学教育、学术、考试、健康， 购书智慧智能综合服务平台
人卫官网	www.pmph.com	人卫官方资讯发布平台

扁鹊心书白话图解

主　　编：张家玮
出版发行：人民卫生出版社（中继线 010-59780011）
地　　址：北京市朝阳区潘家园南里 19 号
邮　　编：100021
E - mail：pmph @ pmph.com
购书热线：010-59787592　010-59787584　010-65264830
印　　刷：三河市宏达印刷有限公司
经　　销：新华书店
开　　本：889×1194　1/32　印张：12.5
字　　数：270 千字
版　　次：2020 年 6 月第 1 版　2023 年 7 月第 1 版第 2 次印刷
标准书号：ISBN 978-7-117-29946-6
定　　价：46.00 元
打击盗版举报电话：010-59787491　E-mail：WQ @ pmph.com
质量问题联系电话：010-59787234　E-mail：zhiliang @ pmph.com

作者简介

窦材，南宋绍兴年间开州巡检，河北真定人，官武冀郎，祖上四世业医。窦氏初学医时，感觉张仲景、王叔和、孙思邈、孙兆、初虞世、朱肱之书只能教人治小疾，不能教人治大病。后遇关中老医，授以方术，尽合《黄帝内经》之旨。此后疗效甚显，医术日精，曾以"三世扁鹊"自称，于南宋绍兴十六年（公元1146年）著成《扁鹊心书》。

内容提要

《扁鹊心书》包括上、中、下 3 卷及神方 1 卷，由南宋绍兴年间开州巡检窦材集录。本书刊行之后，曾一度散失湮没，复经清代胡珏参论、王琦校勘得以流传后世。书中以《黄帝内经》为医学准绳，上卷论经络、治法、虚实、缓急、禁忌、灸法等；中、下卷论述伤寒和内、外、妇、儿各科杂病的病因、病机、病变及治疗。书末附有神方 1 卷，载 90 余方，分别介绍其组成、功效及用法等。书中强调保扶阳气，力戒寒凉，首重灼艾，次重饵药，其次重附子。曾言："阴气未消终是死，阳精若在必长生"。所制使患者忍耐艾灼之痛的睡圣散，是以曼陀罗花为主药的中药麻醉方，历来为后世医家所重视。

《扁鹊心书》是研究中医理论与临床，探讨温补、艾灸学术思想的重要参考书。为增强其可读性、趣味性，我们对其进行白话翻译并配以插图，名之为《扁鹊心书白话图解》。希望本书的出版能为广大中医爱好者提供一片学习与研究的园地。

编写说明

《扁鹊心书》一书有数种版本，如清乾隆刻本、清光绪七年辛巳（1881 年）上海王氏刻本、清光绪二十二年丙申（1896 年）上海图书集成印书局铅印本、清光绪二十三年丁酉（1897 年）刻本等。此次整理出版的《扁鹊心书白话图解》，是以清代王琦（字载韩、号琢崖、晚号胥山老人）清乾隆三十四年己丑（1769 年）宝笏楼《医林指月》刻本为底本，以清代青莲书屋刻本为校本点校整理而成。具体整理方法如下。

1. 原书繁体字改为简体字，竖排改为横排，并加标点。

2. 原书胡珏参论为双行小字，现以字体与正文区别，并且前后加"（ ）"。

3. 对于底本中明显的错字、别字或衍文，均予径改。

4. 为保持著作原貌，对于国家现在明令禁止使用的药物，如犀角、虎骨等，依照原著予以保留。

5. 对于异体字、俗字，前后使用不一致者将其统一。

6. 对于书中内容进行白话翻译并作提要说明。

7. 全书绘制插图 30 幅，帮助理解文义。

8. 对于书中所提及方剂，书末按笔画顺序附方剂索引，以便查阅。其中少数方剂或为别名，或为当时的民间验方，目前已很难查明。对于这些方剂，均注明"方源及药物组成待考"。对于本书《神方》部分所载方剂，均以"★"标注，读者可从书前目录中进行查找。

9. 根据古今度量衡换算标准，宋代的 1 合约合今之 67 毫升，1 升约合今之 670 毫升，1 斗约合今之 6 700 毫升；1 分约合今之 0.4 克，1 钱约合今之 4 克，1 两约合今之 40 克，1 斤约合今之 640 克。

10. 文中所涉及针刺深度的单位"寸"，可依据现代针刺临床中所用针具的长短规格，即 1 寸 =25mm，2 寸 =50mm，3 寸 =75mm，10 分为 1 寸，5 分为 0.5 寸。文中所涉及腧穴在人体定位的单位"寸"，可依据腧穴定位法中的骨度分寸法来确定。骨度分寸法是以患者本人的身材为依据，将设定的骨节两端之间的长度折合成一定的等分，则每一等分为一寸，因此形成全身各部骨度折量寸。如前发际至后发际为 12 寸，百会穴位于前发际正中直上 5 寸，如此可按患者头部比例取穴。再如肘横纹至腕横纹也为 12 寸，内关穴位于前臂掌侧，腕横纹上 2 寸，当大陵穴与曲泽穴连线上，因此，可以在此连线上取 1/6 长度，即为 2 寸。

窦材序

《灵》《素》为医家正传，后世张仲景、王叔和、孙思邈、孙兆、初虞世、朱肱，皆不师《内经》，惟采本草诸书，各以己见自成一家之技，治小疾则可，治大病不效矣。（王叔和、朱肱乌可与仲景同列？若云仲景不师《内经》，试观《伤寒》《金匮》二书，不本《灵》《素》之旨，宁有如是精深之论乎？）至皇甫士安、巢元方、王冰等，虽学《素问》，而不得方学之传，亦依前六子方法而行。此书从古至今，未得通行。余业医四世，皆得此法之力，而人世未深信，故难梓行。余初学医，尽博六子之书，以为医之理尽矣。然调治小疾，百发百中，临大病，百无二三，每怅己术之不精也。后遇关中老医，叩余所学，笑曰：汝学非是岐黄正派，特小技尔。只能调小疴，俟其自愈，岂能起大病哉！余即从而师之，三年，师以法授我，反复参详，遂与《内经》合旨，由兹问世，百发百中，再观六子书，真儿戏耳。但师授固简而当，意欲梓行，恐有未尽。遂将追随先师所历之法，与己四十余稔之所治验，集成医流正道，以救万世夭枉。后人得此，苟能日夜勤求，自能洞贯其理，以见余言非谬。至若贤良忠正，孝子仁人，再为广布，俾天下后世，上可以救君亲，下可以济斯民。余因恐遭天谴，不敢自私，刊刻流传，愿仁者勿拘成见而屑视之，斯幸矣。

宋绍兴十六年武翼郎前开州巡检窦材谨序。（细观此叙前后语意不相联属，似非通人之语，疑是后人伪作。）

[提　要]　本段是作者窦材所写的序言。

[白话解]　《黄帝内经灵枢》(简称《灵枢》)、《黄帝内经素问》(简称《素问》)是学医人的正道，后世的张仲景、王叔和、孙思邈、孙兆、初虞世、朱肱等，都不遵从《黄帝内经》，只是从本草书中搜采一些知识，根据个人的观点形成各自的一派，治疗一些小的疾病还可以，治疗大病就不行了(王叔和、朱肱怎么可以和张仲景相提并论呢？如果说张仲景不遵从《黄帝内经》，那么请看《伤寒论》和《金匮要略》两部著作，不依据《灵枢》《素问》的精神，怎么可能有如此精深的论述呢？)。至于皇甫士安、巢元方、王冰等，虽然学习《素问》，但是没有学到方剂学知识，也是模仿前面六位医家的做法。这本书从古到今，没有得到流传。我家四代行医，都得益于此书之法，无奈世人都不太相信，所以很难出版。我刚学医的时候，通读了上述六位医家的著作，以为医学道理就是这些。但治疗一般疾病，百发百中，治疗疑难大病则很难取效，每每感慨自己医术不够精良。后来偶遇关中一位年老的医生，了解到我的学问，笑着说："你所学的

不是岐黄的正路，只是小的技巧罢了。只能治疗小病，等其慢慢痊愈，怎么能治疗大病呢！"于是，我便跟着他学习了3年，老师传授给我治疗方法，反复参照对比，与《黄帝内经》理论吻合，从此为人治病百发百中，再看上述六位医家的著作，简直就是儿戏。但老师所教虽然简洁明了，想要把它刻版印行，还是担心有没说清楚的地方。于是将跟随老师所见到的治疗方法，与自己40多年的临床经验相结合，汇集成医学正道，以治疗后世的危急重证。后人得到此书，如果能日夜研读，就会发现其中的道理，就会知道我说得正确。再有贤良忠正、孝子仁心之人为其宣传推广，使天下后世都知道这本书，则上可以救助君亲，下可以扶助黎民。由于害怕受到上天谴责，我不敢私藏这本书，于是将其刊刻流传，愿仁者不要拘于成见而瞧不起它，就已经很不错了。

宋绍兴十六年武翼郎前开州巡检窦材谨序。（仔细分析此序的前后语意不相连贯，语句前后不通，疑是后人伪作。）

前言

　　阴阳是中医学的一对基本概念。阴阳之间的对立制约、互根互用、消长平衡、相互转化促进了宇宙万物的动态平衡和向前发展，其中，阴阳任何一方的偏盛偏衰都会打乱两者之间的关系，从而导致疾病的发生。因此，阴阳的协调与平衡就显得尤为重要。然而，在阴阳二者的关系中，阳的作用要高于阴，这就是中医学的重阳思想。早在2000多年前的《黄帝内经》中，就有"阳气者，若天与日，失其所，则折寿而不彰，故天运当以日光明，是故阳因而上，卫外者也"以及"凡阴阳之要，阳密乃固，两者不和，若春无秋，若冬无夏，因而和之，是谓圣度"的记载。可见，中医学的重阳思想由来已久。

　　《扁鹊心书》为南宋医家窦材撰写的一部有关中医重阳思想以及艾灸疗法的学术著作，成书于南宋绍兴十六年（公元1146年）。书名《扁鹊心书》，其缘有二：一为古人著书立说常托古圣先贤之名，以使著作得以流传后世；二为作者得遇关中老医之后，疗效甚显，医术日精，曾以"三世扁鹊"自称，故其著作取名《扁鹊心书》。窦材为南宋医家，河北真定（即今河北省正定县）人，生卒年代待考。窦氏出身于医学世家，祖上四世业医，曾做过开州巡检、武翼郎等官职。窦氏初学医时，感觉张仲景、王叔和、孙思邈、孙兆、初虞世、朱肱等人之书，只能教人治小疾，不能教人治大病。后遇关中老医，授以师传秘法，尽合《黄帝内经》之旨，此后疗效猛进。于是，将跟随先师的学习心得与自己40多年的行医治验，集成《扁鹊心书》，使之流传后世。

全书分上、中、下3卷，137篇。上卷计有医论10篇，另灸法3篇；中卷计有医论69篇，探讨各科病证69种；下卷计有医论53篇，探讨各科病证53种，另《周身各穴》1篇，共54篇；卷末《神方》部分记载方剂97首，大多为窦氏师门独家秘传方剂，如以曼陀罗花为主药的中药麻醉方——睡圣散，可使患者昏睡忍耐艾灼之痛，颇具研究和参考价值。书中内容全面系统地介绍了作者重视温补以及艾灸疗法的学术思想。曾言："阴气未消终是死，阳精若在必长生。"临证施治强调保扶阳气，尤重脾肾二脏，力主温补脾肾之阳。用药力戒寒凉，首重灼艾，次重丹药，其次重附子。非常强调温补脾肾与艾灸之法在临床各科的应用。

如对于伤寒、中湿、劳复、喉痹、中风、足痿、黄疸、溺血、淋证、失血等诸多外感、内伤病症，窦氏均能从保扶阳气、温补脾肾的角度入手进行辨治，或施以艾灸之法，或施以丹药之剂，或施以姜附之药，或单用，或三两合用，灵活施治，游刃有余。在对很多疾病进行病因、病机、病变及治疗的阐述之后，窦氏经常附以治验数则以佐证其学术观点，为后世的研究提供了宝贵的第一手资料。其温补脾肾的学术思想，遥承唐代王冰、北宋钱乙之学而有所发挥，并对明代温补学派诸家（薛己、孙一奎、赵献可等）产生了很大的影响。因此，可将窦氏归入温补学派的代表医家，其著作《扁鹊心书》亦可归入温补学派的代表著作。窦氏强调保扶阳气，临证首重艾灸疗法，书中卷上特列《黄帝灸法》《扁鹊灸法》《窦材灸法》3篇，以阐发艾灸的临床应用，这在温补学派诸家著作当中亦属特色鲜明者。

鉴于当时的历史条件，本书刊行之后，曾一度散失湮没、濒临失传，世间很少有人见到。目前所能见到的最早版本为清代乾隆年间王琦（字载韩、号琢崖、晚号胥山老人）整理出版的《扁鹊心书》。据王琦为《扁鹊心书》撰写的书后跋文可知，当时一位临证经验非常丰富的胡珏（念庵）医生，在他50多岁时见到了散落于民间的《扁鹊心书》，惊诧于该书内容的珍贵，从此大获启迪，治疗沉年痼疾，每多奇效。胡珏去世后，其子胡道周继承父业。胡道周曾对王琦表示，想把手中的《扁鹊心书》重新刊行，以便流传后世。但因家境贫困，没钱出版，直至胡道周去世，此书还是没有刊行。又过了10多年，胡珏之孙胡纪云见到王琦，告之胡珏当年所见到的《扁鹊心书》已经被横塘一位藏书家收藏，目前自己手里只有胡珏手抄的副本，书中有胡珏的亲笔评论100多条。至此，王琦心中深感不安，既为不能见到《扁鹊心书》的原本而感到遗憾，又恐眼前的《扁鹊心书》随着时间的流逝而消亡。于是，赶紧将胡纪云手中的手抄副本《扁鹊心书》加以校勘整理，并将书中胡珏参论附注于下出版刊行。这就是我们今天所见到的《扁鹊心书》。从濒临失传到重现天日，对于《扁鹊心书》这部书来说，也算是不幸中的万幸了。

书中对于伤寒六经的认识，指出伤寒只有四经，并无少阳、厥阴二经。如该书《卷中·伤寒四经见证》中云："伤寒只有四经，无少阳、厥阴二经。夫寒之中人，如太阳主皮毛，故寒邪先客此经；阳明主胃，凡形寒饮冷则伤之；太阴主脾，凡饮食失节，过食寒物则伤之；少阴主肾，寒水喜归本经也。故伤寒只有四经，若少阳、厥阴主肝胆，如忧思喜怒方得伤之，寒病最少。"可谓伤寒六经研究的另一观点，足资临床参考。

本书成书于南宋绍兴十六年（公元1146年），但书中却有提及刘河间、朱丹溪、李时珍等后世医家之处，足见此书非窦氏原本，恐经后人增益。书中有数条内容对于张仲景的《伤寒论》进行了指责和批评，大概由于二者看待问题、思考问题的角度不同，从而产生了学术观点的分歧和争议，这属于正常学术探讨的范畴。此外，由于作者重视扶阳、崇尚艾灸，非常强调温补脾肾在养生及治病当中的作用，因此，为阐明及宣扬其学术思想，扭转和纠正当时的医疗时弊，立言未免过激，对此，读者应公允看待。

总之，《扁鹊心书》是一部优秀的学术著作。无论对于探讨温补学派的重阳思想，还是对于研究艾灸疗法的临床应用，都不啻为一部非常重要的临床文献。为增强其可读性、趣味性，我们对其进行白话翻译并配以插图，名之为《扁鹊心书白话图解》。希望本书的出版能为广大中医爱好者提供一片学习与研究的园地。由于编者水平有限，不当与错误之处在所难免，还请广大读者批评指正。

编者

2020 年初春于北京

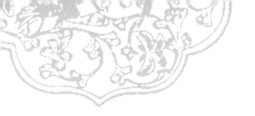

卷上

卷中

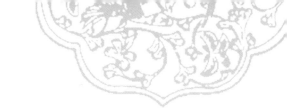

卷下

神方

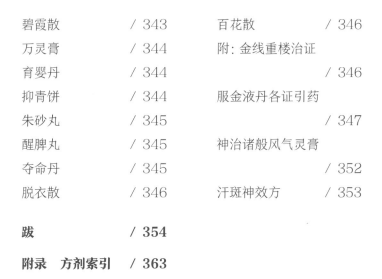

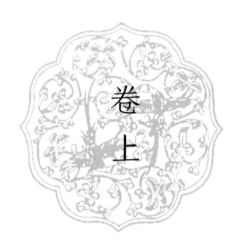

卷上

古神医卢人 扁鹊 | 传
宋太医真定 窦材 | 重集
大清钱塘 胡珏 | 参论

当明经络

谚云："学医不知经络 ①，开口动手便错。"盖经络不明，无
以识病证之根源，究阴阳之传变。如伤寒三阴三阳，皆有部署，
百病十二经脉可定死生。既讲明其经络，然后用药径达其处，
方能奏效。昔人望而知病者，不过熟其经络故也。俗传遇长桑
居，授以怀中药，饮以上池之水，能洞见脏腑，此虚言耳。今
人不明经络，只读药性病机，故无能别病所在。漫将药试，偶
对稍愈，便尔居功，况亦未必全愈；若一不对，反生他病，此
皆不知经络故也。(近世时医失口，言经络部位乃外科治毒要法，
方脉何藉于此。嗟嗟！经络不明，何以知阴阳之交接，脏腑之递
更，疾病情因从何审察？夫经络为识病之要道，尚不肯讲求，焉

---

① 经络：是经脉和络脉的总称，是人体运行气血、联系脏腑和体表以及
全身各部的通道。

望其宗主《内经》，研究《伤寒》，识血气之生始，知荣卫^①之循行。阴阳根中根外之理不明，神机或出或入之道不识，师徒授受唯一《明医指掌》^②《药性歌括》^③，以为熟此尽可通行，用药误人全然不辨。或遇明医，枝梧扯拽，更将时事俗情乱其理谈，常恐露出马脚，唯一周旋承奉。彼明理人焉肯作恶，只得挽回数言，以盖其误。如此时医，诚为可耻。）

---

① 荣卫：荣，营气；卫，卫气。荣卫，即人体营气、卫气的总称。二者分别运行于脉中、脉外，日夜周流全身，具有化生血液、营养全身、防御外邪及调控腠理的作用。

② 《明医指掌》：2卷，明·皇甫中撰，撰年未详。后经王肯堂、邵达补订，传为今之10卷通行本。本书以歌赋与论说相结合进行撰述，内容涉及病机、经络、中药药性及临床各科，博而不繁，便于记诵。

③ 《药性歌括》：不著撰者。系以明·龚廷贤《寿世保元》卷一《药性歌诀》为蓝本，参以《万病回春》《普渡慈航》两书中相关内容删补而成。取常用药物400味，编为四言歌诀，便于初学者诵读。

[提　要]　本段主要阐明医生通晓经络的重要性。

[白话解]　俗话说："学医不知经络，开口动手便错。"因为不通晓经络的循行分布，就不能识别病证的根本源头、探究阴阳的传变规律。例如，伤寒所讲的三阴三阳，都有各自的位置分布，对于各种疾病，十二经脉可以决定人的死生。先要明白经络的分布，然后处方用药时直达病所，才能取得较好疗效。前人扁鹊通过望诊就能了解疾病，不过是熟悉经络的原因罢了。都说扁鹊是由于遇到战国的神医长桑君，长桑君将怀中秘方授予扁鹊，嘱其饮用竹木上的雨露之水送服该药，于是，扁鹊便能透视人体五脏六腑，这不过是传说罢了。

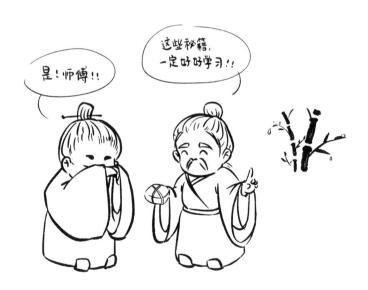

现在的医生，不通晓经络，只注重药性和病机，所以，不能辨别疾病的根本所在。盲目大范围地以药试病，碰巧对证，患者病情稍加缓解，便居功自傲，况且未必能完全治愈。如果用药不对，反而导致其他疾病的发生，这都是由于不知晓经络造成的。（当前有些医生言论错误，传言经络部位是外科治疗痈肿疮毒才需要掌握的要领，处方和脉诊怎么可以借助经络呢？唉！不通晓经络，怎么能够知道阴阳的交接转换、脏腑的传递更始、疾病的病情和病因从何处审察？经络是辨识疾病的重要依据，尚且不能仔细研究，怎么能够期望医者尊奉《黄帝内经》之旨，研究《伤寒论》之意，辨识血气生化之源，知晓荣卫之气的循行分布。不明白阴阳根源的道理，不通晓神机出入的规律，师徒传授的内容只有《明医指掌》《药性歌括》，认为熟读此书便可医治百病，用药耽误了病情也不分析原因。有时遇到高明的医生，东扯西谈，甚至将世俗之情理混入其言谈，经常担心露出破绽，只好一味地与对方周旋奉承。那些明白事理的人怎么会揭露别人的弊端，只能顺情说几句好话，以掩盖对方的错误。这样的医生，实在让人觉得可耻。）

须识扶阳

　　道家以消尽阴翳，炼就纯阳，方得转凡成圣，霞举飞升[①]。故云："阳精若壮千年寿，阴气如强必毙伤。"又云："阴气未消终是死，阳精若在必长生。"故为医者，要知保扶阳气为本。人至晚年阳气衰，故手足不暖，下元虚惫[②]，动作艰难。盖人有一息气在则不死，气者阳所生也，故阳气尽必死。人于无病时，常灸关元、气海、命关[③]、中脘，更服保元丹、保命延寿丹，虽未得长生，亦可保百余年寿矣。（今人只是爱趋死路，动云：我有火病，难服热药。所延之医，悉皆趋承附和，不言上焦有火，即云中、下积热，及至委顿，亦不知变迁。或遇明眼之医，略启扶阳之论，不觉彼此摇头，左右顾盼，不待书方，而已有不服之意矣。生今之世，思欲展抱负，施姜附尚且难入，而丹药、灼艾之说，断乎其不可行也。）

　　[①] 霞举飞升：指修行得道者可由云霞托举，飞升天界，也指腾云驾雾。出自《云仙杂记》卷八。

　　[②] 下元虚惫：又称肾气虚弱、命门火衰、真元下虚，为虚损病之较严重者。临床表现为四肢发凉、腰膝酸软、动则气喘、小便不利、夜尿频数、性功能低下等。治益温补下元。

　　[③] 命关：命关二穴位于胁肋下，肋间隙凹陷中，取穴时上抬前臂，以中脘穴、乳中穴连线为一边，向外作等边三角形，此三角形位于肋外侧的另一顶点即为命关穴。

[提　要]　本段主要讲述保扶阳气是人体生命的根本。

[白话解]　道家思想认为，消除阴寒，炼就纯阳之体，就能从凡人修行为得道者，可由云霞托举，飞升天界。所以说："阳精如果壮盛可得寿千年，阴气如果强劲一定会有伤亡。"又说："阴气不能消除终究会导致死亡，阳精如果存在一定会使人长寿。"因此，作为医生，要知道保护和扶助阳气是人体生命的根本。

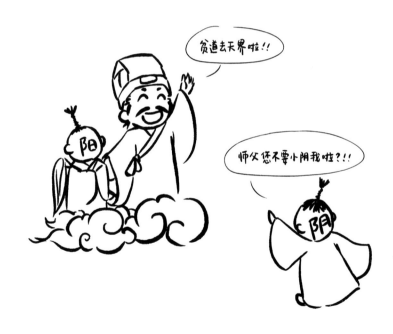

人到晚年，阳气衰微，所以，手足发凉，肾气虚弱，行动不利。人有一丝气息就不会死亡。气是阳精生化而成，所以，阳气消耗殆尽，人就会死亡。人在身体未生病时，经常艾灸关元、气海、命关、中脘等穴，同时服用保元丹、保命延寿丹，即使不能长生不老，也能保证活到100多岁。（当世之人容易趋附错误的求医方向，常常说：我有火病，不能服用热药。所请的医生，大都附和患者所言，不说上焦有火，便说中、下焦有积热，直至病人疲乏憔悴，也不懂得变通。有时遇到高明的医生，稍微提到扶阳的治法和思路，患者便不由得互相摇头，左顾右盼，不等医生开出处方，就已经有不愿意服用的意思了。在当今之世，想要推行扶阳医理，干姜、附子入药尚且都难，至于丹药、艾灸之类，实施起来就更加困难了。）

住世之法

绍兴间，刘武军中步卒王超者，本太原人，后入重湖^①为盗。曾遇异人，授以黄白住世之法^②。年至九十，精彩腴润。辛卯年间，岳阳民家，多受其害，能日淫十女不衰。后被擒，临刑，监官问曰：汝有异术，信^③乎？曰：无也，唯火力耳。每夏秋之交，即灼关元千炷^④，久久不畏寒暑，累日不饥。至今脐下一块，如火之暖。岂不闻土成砖，木成炭，千年不朽，皆火之力也。死后，刑官令剖其腹之暖处，得一块非肉非骨，凝然如石，即艾火之效耳。故《素问》云：年四十，阳气衰，而起居乏；五十体重，耳目不聪明矣；六十阳气大衰，阴痿^⑤，九窍不利，上实下虚^⑥，涕泣皆出矣。夫人之真元乃一身之主宰，真气壮则人强，真气虚则人病，真气脱则人死。保命之法：灼艾第一，丹药第二，附子第三。人至三十，可三年一灸脐下三百壮；

① 重（zhòng）湖：洞庭湖的别称。

② 黄白住世之法：黄白，指炼丹化金银的法术；住世，谓身居现实世界，此处指延年益寿之法。

③ 信：确实，真实。

④ 炷：量词，指一壮艾炷。

⑤ 阴痿：阴，阴部，即男女生殖器官。痿，同"萎"，萎缩、萎软无力。

⑥ 上实下虚：指出现腰膝酸软、夜尿增多等下虚症状的同时，兼见急躁易怒、头晕目赤等上实症状。多见于由于肝肾不足导致的阴虚于下、阳亢于上之证。

五十，可二年一灸脐下三百壮;六十，可一年一灸脐下三百壮，令人长生不老。余五十时，常灸关元五百壮，即服保命丹、延寿丹，渐至身体轻健，羡进饮食。六十三时，因忧怒，忽见死脉①于左手寸部，十九动而一止，乃灸关元、命门各五百壮。五十日后，死脉不复见矣。每年常如此灸，遂得老年康健。乃为歌曰:一年辛苦唯三百，灸取关元功力多，健体轻身无病患，彭篯②寿算更如何。(先生三法实为保命之要诀，然上策人多畏惧而不肯行;中策古今痛扫，视为险途;若下策用之早而得其当，亦可十救其五。予遵行历年，不无有效、有否。效则人云偶中，否则谗谤蜂起，此非姜附之过，乃予热肠之所招也。吾徒不可以此而退缩不前，视人之将死可救而莫之救也。)

---

① 死脉:无胃、无神、无根的脉象称之为死脉。

② 彭篯(jiān):即彭祖，中国神话中的长寿仙人，以享寿八百多岁而著称于世。

[提　要]　本段主要讲述艾灸是养生长寿的重要方法。

[白话解]　南宋绍兴年间，刘武的军中有一个叫王超的步兵，山西太原人，退伍后在洞庭湖一代当强盗。曾经遇到奇人，传授给他延年益寿的法术。等他到了 90 岁的时候，还是精神矍铄，肌肤腴润。辛卯年间，岳阳一代的老百姓，大都深受其害。他能一日之间与好多女子同房而不觉疲乏。后来，被捉拿归案，判了死刑。将要行刑时，监斩官问他："听说你有奇异的法术，是真的吗？"王超说："没有，我只有艾灸之法。每当夏秋换季的时候，便用艾炷灸关元穴数千壮。久而久之，身体不再害怕寒暑，好几天不吃饭也不觉饥饿。到现在，我肚脐下还有一块地方，像火烤一样暖和。难道你没听说过土烧成砖，木烧成炭，就可以千年不朽吗？这都是火的力量。"王超死后，行刑官命人剖开他脐下自称暖和之处，得到一块非肉非骨，已经凝练成像石头一样的东西，这就是艾灸的功效啊！所以，《素问》说："人到四十岁，由于阳气衰减，日常生活起居便会觉得疲乏无力；五十岁，便会觉得身体沉重，听力下降，眼睛昏花；六十岁，阳气大大衰减，生殖器官萎缩，五官九窍不灵透，阴虚于下，阳亢于上，鼻涕、眼泪不能自主。人体真元之气是生命的主宰，真气充盛则身体强健，真气虚弱就容易生病，真气虚脱人就会死亡。保养身体的方法：艾灸第一，丹药第二，附子第三。

人活到三十岁，可每三年一灸脐下关元穴三百壮；活到五十岁，可每两年一灸脐下关元穴三百壮；活到六十岁，可每年一灸脐下关元穴三百壮；这样可以延年益寿，使人长生不老。我五十岁的时候，经常灸关元穴五百壮，同时服用保命丹、延寿丹，逐渐觉得身体矫健轻盈，饮食增多。六十三岁时，因忧思恼怒，忽然发现左手寸部出现死脉，脉搏跳动十九次而歇止一次，于是艾灸关元穴、命门穴各五百壮。五十天后，死脉没有再出现。此后，每年都按照这种方法艾灸，到老年时身体非常健康。于是，写了一首歌诀，大意是：每年辛苦艾灸三百壮，取关元穴进行施灸可以取得很好的效果，身体矫健又轻盈，而且健康无病患，相比之下，彭祖的寿命又算什么呢？（先生所提到的三种方法确实是养生防病、延年益寿的要诀，然而，高明的办法人们大多心怀畏惧而不去采用；中等的方法古今都一概否定，认为危险而不可行；最差的方法如果运用及时而且恰当，十个患者也可以挽救五个。我常年坚持这种方法，效果时好时坏。效果好，人们就说是碰巧治对；效果差，则谗言诽谤接踵而来。这不是使用干姜、附子的过错，是我太热心肠的缘故。后世学医之人不可以因此而退缩不前，对于生命垂危之人有救治之法却不施救。）

大病宜灸

　　医之治病用灸，如做饭需薪。今人不能治大病，良[①]由不知针艾故也。世有百余种大病，不用灸艾、丹药，如何救得性命，劫得病回？如伤寒、疽疮、劳瘵[②]、中风、肿胀、泄泻、久痢、喉痹、小儿急慢惊风、痘疹黑陷等证。若灸迟，真气已脱，虽灸亦无用矣；若能早灸，自然阳气不绝，性命坚牢。又世俗用灸，不过三五十壮。殊不知去小疾则愈，驻命根则难。故《铜人针灸图经》云：凡大病宜灸脐下五百壮。补接真气，即此法也。若去风邪四肢小疾，不过三、五、七壮而已。仲景毁灸法云：火气虽微，内攻有力，焦骨伤筋，血难复也。余观亘古迄今，何尝有灸伤筋骨而死者！彼盖不知灸法之妙故尔。(《灵枢》论虚而至陷下[③]，温补无功，借冰台[④]以起陷下之阳耳。若仲景所言，微数之脉，慎不可灸。脉而至于微矣，似有似无，则真阳已漓；又至于数矣，则真阴已竭。阴阳漓竭，灸亦无益。但有炎焰而无温存，宁不焦骨伤筋而血难复？非毁灸也。)孙思邈早年亦毁灸

---

　　①　良：诚然，的确。

　　②　劳瘵：即痨瘵，是由于痨虫侵袭肺叶而引起的一种具有传染性的慢性虚损疾患，或称肺痨、劳疰、虫疰、痨瘵骨蒸等，以咳嗽、咯血、潮热、盗汗、胸痛、身体逐渐消瘦等为主要临床表现。西医学肺结核可以参照本病进行诊治。

　　③　陷下：指病情加重，脉象沉微。

　　④　冰台：艾草别名。

法，逮晚年方信，乃曰：火灸，大有奇功。昔曹操患头风，华佗针之，应手而愈，后佗死复发。若于针处灸五十壮，永不再发。或曰：人之皮肉最嫩，五百之壮，岂不焦枯皮肉乎？曰：否。已死之人，灸二三十壮，其肉便焦，无血荣养故也。若真气未脱之人，自然气血流行，荣卫环绕，虽灸千壮，何焦烂之有哉。故治病必先别其死生，若真气已脱，虽灸亦无用矣。唯是膏粱之人①，不能忍耐痛楚，当服睡圣散，即昏不知痛。其睡圣散余自用灸膝神效，放心服之，断不误人。（以救己之心，推以救人。所谓见身说法②，其言诚真，其心诚切，其论诚千古不磨之论，无如天下之不信何？）

---

① 膏粱之人：指享受富贵的人。

② 见身说法：见，同"现"，指以亲身经历和体验为例来说明某种道理。

[**提　要**]　本段主要强调危重病证宜用灸法的重要性。

[**白话解**]　医生治病施用灸法，就像做饭需要柴火一样必要。现在的人不能治疗危重病证，诚然是不善于运用针刺和艾灸的缘故。世间有一百余种危重病证，不施用艾灸和丹药，怎能挽救生命，解除病痛呢？如伤寒、毒疮、肺痨、中风、肿胀、泄泻、久痢、喉痹，小儿急、慢惊风，痘疹恶证等疾病。如果施灸延迟，患者真气已脱，即便艾灸也无济于事。如果能及早施灸，人体阳气不会衰竭，性命就可保全。然而，一般使用灸法，不过三十、五十壮。竟不会想到，这样运用灸法，祛除小病还可以，危重病证要保全性命就比较困难。所以，《铜人腧穴针灸图经》说，只要是危重病证都应该灸脐下关元穴五百壮。接补真元之气，用的就是这种方法。如果用于祛除风邪或四肢的疾病，一般灸三壮、五壮或七壮也就够了。张仲景曾经诋毁灸法，说火气虽然微弱，但能攻击内脏，灼伤筋骨，气血难以恢

复正常流通。纵观古今，哪有因为艾灸灼伤筋骨而死亡的！那是不知道灸法奇妙作用的缘故。(《灵枢》谈到身体虚弱而致病情加重、脉象沉微，用温补的方法疗效欠佳，可以借助艾灸恢复人体阳气。像张仲景所说，脉微而数便不能用灸法。脉象表现微弱，似有似无，则真阳已经离散；况且又兼脉数，则真阴已经枯竭。阴阳都已经耗竭，灸法当然也不会有疗效。在这种情况下，虽有火焰却起不到温中回阳的作用，怎么就不会导致筋骨灼伤、气血运行不畅呢？实际上并没有在诋毁灸法。)孙思邈早年也曾诋毁灸法，直到晚年才相信，于是说灸法有奇异的功效。

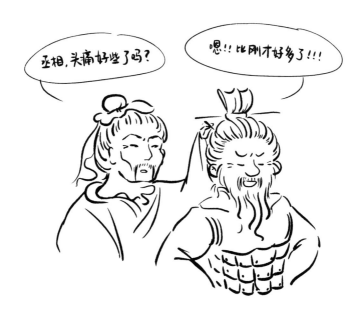

先前曹操患头风病，华佗为其针刺治疗，得气之后头痛立刻痊愈，后来华佗死后曹操的头风病又复发了。如果当时在针刺之处艾灸五十壮，永远都不会复发。有人说，人的皮肉娇嫩，艾灸五百壮之后，岂不会让皮肉变得焦枯？回答：不会。已经死亡的人，艾灸二三十壮，他的皮肉便会被烤焦，是因为没有气血荣养的缘故。假使真元之气尚存的人，气血自然流通，荣卫正常循行，即使艾灸上千壮，也不会有灼焦这种情况。所以，治病一定要先辨别病人的生死情况。如果真元之气已经散失，即使施用灸法也没有大用。只是富贵之人，不能忍耐艾灸的疼痛，可以先服用睡圣散，病人就会昏睡而不觉疼痛。睡圣散我一直在艾灸双腿的时候服用，疗效如神，尽管放心服用，绝对不会伤害病人。（用救自己的心态，推及去救别人。所谓的现身说法，其言语真诚，其用心恳切，其所说的可谓千古不灭的言论。无奈天下的人怎么都不相信他呢？）

三世扁鹊

医门得岐黄[①]血脉者，扁鹊一人而已。扁鹊，黄帝时人，授黄帝《太乙神明论》，著《五色脉诊》《三世病源》，后淳于意、华佗所受者是也。第二扁鹊，战国时人。姓秦名越人，齐内都人，采《内经》之书，撰《八十一难》，慨正法得传者少，每以扁鹊自比，谓医之正派，我独得传，乃扁鹊再出也，故自号扁鹊。第三扁鹊，大宋窦材是也，余学《素问》《灵枢》，得黄帝心法，革古今医人大弊，保天下苍生性命，常以扁鹊自任。非敢妄拟古人，盖亦有所征焉。尝因路过衢州[②]野店，见一妇人，遍身浮肿，露地而坐。余曰：何不在门内坐？妇曰：昨日蒙土地告我，明日有扁鹊过此，可求治病，我故于此候之。余曰：汝若听我，我当救汝。妇曰：汝非医人，安能治病？余曰：我虽非

---

① 岐黄：指岐伯和黄帝，相传为医家之祖。
② 衢（qú）州：地名，在今浙江省西部。

医，然得扁鹊真传，有奇方，故神预告汝。遂与保命延寿丹十粒服之，夜间小便约去二升，五更觉饥。二次又服十五粒，点左命关穴[①]，灸二百壮。五日后，大便下白脓五七块，半月全安。妇曰：真扁鹊再生也。（予治数人患此症者，浮肿、喘急，卧难着席，浆粥俱不入矣，既无丹药亦不肯灸，只用重剂姜附十余帖，而形体复旧，饮食如常。可知人能信用温化，即不灸亦有生机。）

想扁鹊独倚其才，旁游列国为同道刺死。华佗亦不传其法，为人谮[②]死。皆因秘而不发，招人之忌耳。余将心法尽传于世，凡我同心肯学正传，不妨亦以扁鹊自命可也。（舜何人哉，予何人哉，有为者亦若是。）

---

① 命关穴：即食窦穴，属足太阴脾经。位于胸外侧部，当第 5 肋间隙，距前正中线 6 寸，具有温脾阳、补脾气的作用。

② 谮（zèn）：指说别人的坏话，诬陷，中伤。

[提　要]　本段叙述了作者自称"三世扁鹊"的由来和经历。

[白话解]　医学界能通晓岐黄之术的，仅有扁鹊一个人。扁鹊，黄帝时期人，曾传授给黄帝《太乙神明论》，著有《五色脉诊》《三世病源》，后来淳于意、华佗得其真传。

第二位号称扁鹊的医家，是战国时期人。姓秦名越人，齐国内都人，博采《黄帝内经》等相关医书，撰写了《黄帝八十一难经》。感慨得医学真传的人太少，秦越人经常把自己比作扁鹊，说自己是医学正派，独得真传，是第二个扁鹊在世，所以自称为扁鹊。

第三位号称扁鹊的医家，就是宋代的窦材。我通过学习《素问》《灵枢》，领悟到《黄帝内经》的精髓，革除了古今医家的弊端，来保全天下苍生的性命，常常以扁鹊自称。不是我狂妄

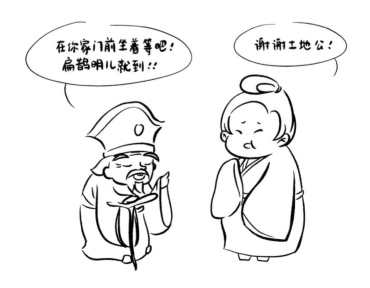

自大模拟古人，在这方面确实也存在着一些征兆。我曾经路过衢州的野店，看见一位妇人全身浮肿坐在空旷的地上。我就问她："为什么不坐在屋里？"妇人说："昨天承蒙土地公告诉我，说明天有位神医扁鹊将路过此地，可以请求他帮你治病，"所以我在此等候。我说："你如果照我说的做，我就会救你。"妇人说："你又不是医生，怎么能治病呢？"我说："我虽然不是医生，但是却得到扁鹊的真传，有神奇的药方，所以土地神会提前告诉你。"于是，让她服用十粒保命延寿丹，到晚上排出小便二升左右，五更天的时候便感觉到饥饿。接着，又让她服用了十五粒，点按其左侧的命关穴，并艾灸二百壮。五天以后，大便排出像白脓一样的东西，五到七块，半个月以后完全康复。妇人说："真是扁鹊再世啊。"（我治疗过几位患有同样症状的患者，全身浮肿，胸满喘急，不能平卧，稀粥都吃不下，当时既没有丹药可服，患者也不肯接受艾灸，只用大剂量干姜、附子十余帖内服，而身体恢复原样，饮食也恢复正常。可见，如果人们相信并使用温化方法治病，即使不用艾灸也有治愈的希望。）

想起扁鹊倚仗他的才华，在周游列国时被同道刺死。华佗也不外传自己的医术，被人诬陷害命。都是因为将医术隐藏起来秘而不传，最终招致别人的嫉妒。我将行医心得全部传给后人，凡是与我志同道合肯虚心学习医术的人，不妨都可以以扁鹊自称。（舜是什么人啊，我是什么人啊，有所作为的人也都是这样。）

时医三错

　　凡阴疽①及鬼邪着人②,或两眼内障,此三法皆出《内经》。其疮疽本于肾虚,为阴所着,寒邪滞经,依附于骨,故烂人筋,害人性命。其法必大补肾气,壮阳消阴,土得阳气,自生肌肉,则元气周流不侵骨髓矣。今则附入外科,庸医不知,反用败毒凉药,致元气虚惫而死者,多矣。(亲见一妇人患伏兔阴疽,形扁色白,大如覆盂,延③一艮山门疡医,连用清火败毒药四剂,不待脓溃,一泻而死。)

　　鬼邪着人者,皆由阴盛阳虚,鬼能依附阴气,故易而成病。若阳光盛者,焉敢近之。治法大补元气,加以育神,则鬼邪自然离体。病家不知,专求符箓④,此等外道决无灵验。或假手庸医,认为燥火,投以凉药,或清热化痰,致人枉死,良可悲哉。(世俗于轻浅小疾皆事巫祝,况鬼祟为殃,肯舍巫箓乎!加之医用寒凉,故尔愈者不易。)

　　眼生内障由于脾肾两虚,阳光不振耳。故光之短主于脾,

---

　　① 阴疽:多由气血虚弱、寒痰凝滞、内陷筋骨所致。表现为局部漫肿无头、皮色不变、酸痛无热,全身阴寒等。

　　② 鬼邪着人:旧时指精神异常、神情恍惚等类似鬼魂附体之类的病变。

　　③ 延:引进,请。

　　④ 符箓(fú lù):指巫医作法时所画的图形,相传可以祛病邪、役鬼神,亦称"符字""丹书"。

视物不明主乎肾。法当温补脾肾，壮阳光以消阴翳，则目明矣。今则另立眼科，以成一家之技，只用凉剂，冰损元阳，致脾肾虚衰而死。殊不知一切病证皆有《内经》正法。后人分立十三科妄名，是以识见小者，专习一科，成一偏之见。譬之大海中认一浮沤①，综理未贯，动即伤生，悲哉！（予目睹京中来一太医院官陈某，自炫能开瞽目②，专以冷水冰伏，又以寒膏内陷。其人本领，实而火重者见效亦捷；若本弱元亏者，无不阴受其害。斜桥一盐贩之妻服膏半盏，腹即疗③痛。其夫强之服尽，大吐而毙。其夫一时惶急，从楼窗跃出街心。哭叫：陈太医药杀我妇！百种辱骂累及祖先，闻者无不寒心。笔此以见寒凉误人，并信耳不信目之戒。）

---

① 浮沤（fú ōu）：水面上的泡沫。比喻变幻莫测的世事。

② 瞽（gǔ）目：瞎眼。

③ 疗（jiǎo）：同绞、疠，指腹中急痛。

[**提　要**]　本段主要阐释阴疽、鬼邪着人及眼生内障三种病证的病机及误治。

[**白话解**]　阴疽、鬼邪着人和两眼内障，这三种病证的治法均出自《黄帝内经》。疮疽发病以肾虚为本，被阴寒邪气附着，导致寒邪阻滞经脉，附着于筋骨，所以筋肉腐烂，伤人性命。其治法一定是大补肾气，壮阳消阴，脾胃阳气充足，肌肉生长坚实，元气循环流畅，就不会侵犯到骨髓。目前，阴疽归属于外科范畴，庸医不知道上述医理，反而使用一些清热解毒的寒凉药物，导致元气虚乏而死亡，这样的病例太多了。（我亲自看见过一位妇人在大腿部患有阴疽病，形状扁平，颜色发白，大小如倒置的盂，请了一位艮山门的病医，连续服用四剂清热解毒的中药，还没等到脓肿溃烂，患者就因泄泻过度而死亡了。）

但凡鬼邪着人，都是由于阴盛阳虚，鬼才能依附于人体阴气，这样就容易得病。倘若阳光充盛，鬼怎么敢靠近呢？治法应大补元气，同时培育精神，这样鬼邪自然就会离开人体。患者不懂得这些道理，专门去求道符治病，这样的外行方法肯定不会见效。有的人求助于庸医，庸医认为疾病缘于燥火，使用

寒凉药物，或者清热化痰，导致病人枉死，实在可悲啊！（当
世之人有一些轻微的疾病都会去请求巫术，况且这些巫师利用鬼
怪作祟治病已经泛滥成灾，怎么可能会不用道符呢！加上医者使
用寒凉药物，所以能治愈的实属不易。）

　　眼生内障多由于脾肾亏虚，阳气不能振奋。所以，看不清
楚远方责之于脾，视物不清楚责之于肾。治法应当温补脾肾，
壮阳消阴，眼睛就会明亮。现今将眼科作为一门独立的分科，
医者只知使用寒凉药物，伤损人体元阳之气，导致脾肾虚衰而
死。医者竟然不知道一切病证都可以从《黄帝内经》中找出正
确的治疗方法。后世之人，妄自将疾病分为十三科，导致见识
短浅之人，专门研习一科，形成一己偏见。就好像在大海中认
定了一个泡沫，医学整体理论都没有贯通，一治病就会伤害性
命，悲哀啊！（我亲眼看到京城来的一位太医陈某，自己炫耀能
治疗瞎眼，专门用冷水冰敷患部，又用寒凉的药膏内服，导致病
邪反陷入里。这位医者的治法，对于形体壮实、火热很盛的患者
见效很快；如果患者本来就体弱元气不足，肯定会受到阴寒药物
的毒害。斜桥旁有个盐商的妻子服用药膏半盏后，她的肚子便疼

得厉害。她的丈夫强迫她把药服完，大吐之后便死掉了。她的丈夫一时惊慌着急，从楼窗一下跳到街心。哭喊着："陈太医用药膏杀死了我夫人！"各种辱骂的言语连祖先也不放过，听的人没有不觉得寒心的。把这件事情记录下来，以见寒凉药物贻害于人，并对听信道听途说、不相信眼见者提出劝诫。）

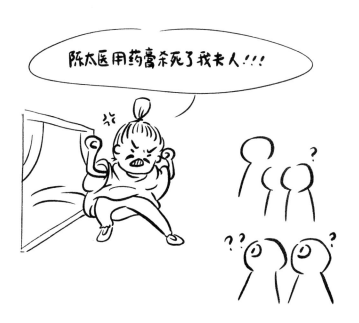

忌用转下

《内经》并无转下之说，只言发散，又只言辛甘发散为阳。辛温之药达表则自然汗散，攻里则自然开通。（据先生之论，谓辛甘发散为阳，故表邪解而里自和。非辛甘能攻里也，后人当活看。）非若寒苦之药，动人脏腑，泄人元气也。夫巴豆、硝黄之类能直穿脏腑，非大积大聚，元气壮实者，不敢轻用。今之庸医不问虚实，动辄便行转下，以泄六腑各气，转生他证。重则脾胃渐衰，不进饮食，肌肉消瘦而死。又俗云：春行夏补，至秋时须服通行药数剂，以泄夏月积热。此语甚讹。（俗医惯将此数语印人耳目。夫《内经》四时调养、生长收藏之道，与春夏养阳、秋冬养阴之法，何等圆活。而愚人执守一说，不肯精求《灵》《素》，良可慨也！）

夫热在内，自然从五脏六腑及大小便中泄出。若以凉药泄热，吾恐热气未去一分，而元气已衰九分。尝观服转药一剂，则有五七日饮食脾胃不能复旧。况乎三焦暖热方能腐熟水谷，若一刻无火则肌肤冰冷，阳气脱尽而死矣。故《内经》只有沉寒痼冷之论，未有积热纯阳之说。纵然积热为病，一服转下便可解救。若阴寒为病，则四肢逆冷，死在须臾。古人立法，若狂言妄语，逾垣①上屋诸大热证，亦要论其大便如何。数日不出者，有燥屎也，方下之。若大便如常，即不可下。（狂言妄语，逾垣上屋，自是热证。然有一种面青脉急，或面黑脉微、手足厥冷者，又属阴证。此系无附之阳，必死之证。若治之早，或有生者。）

今人于并无以上热证，而亦概用寒凉转下，必欲尽去其热，吾不知将以何为生气。夫人身无热则阳气尽矣。此河间、丹溪遗讹后世，业医者不可以不察此弊也。

---

① 逾垣（yú yuán）：翻越墙头。

[**提　要**]　本段主要强调不能盲目使用泻下方法。

[**白话解**]　《黄帝内经》并没有泻下法的论述，只说到发散之法，又只说到辛甘性味发散属阳。让辛温的药物到达体表肌腠，人体就会发汗；攻里祛邪，大便就会泻下。（按照先生的观点，辛甘发散为阳，所以表邪祛除后，里气自然调和。不是说辛甘药物也有攻逐里实的作用，后人应该灵活看待。）并不像苦寒的药物，可以伤人脏腑，耗泄人体元气。像巴豆、芒硝、大黄这类药物，能直接透达脏腑，如果不是严重的积聚病证，并且元气充实者，不能轻易使用。当今庸医看病不问虚实，动不动就用泻法，耗泄了六腑之气，容易转化成其他病证。耗损严重的患者，脾胃之气逐渐衰弱，不能正常饮食，最终肌肉消瘦而死亡。有俗话说：春天要升行疏散，夏天要进补，到秋天时须服用几剂泻下药，用来排出夏天的积热。这种说法非常错误。（俗医习惯将这几句话反复告知病人。《黄帝内经》中有关四季调理养生、生长收藏的道理，与春夏养阳、秋冬养阴的说法，是多么的灵活变通。然而，愚钝之人只是坚守一种说法，不愿意探求《灵枢》《素问》的精髓，真是让人感慨啊！）

忌用转下

29

身体内部有热，自然会从五脏六腑和大小便中散泄出来。如果用寒凉药物来泄热，恐怕里热还没有泄去一分，身体元气已经衰弱了九分。我曾经观察有人服用一剂泻药后，有五至七天脾胃的功能不能恢复正常运化。何况三焦只有保持温热才能腐熟消化食物，如果有一刻失去火热的温暖就会肌肤冰冷，阳气虚脱耗尽而死亡。所以，《黄帝内经》只有关于寒邪久伏于里的病证说法，没有积热纯阳病证的说法。即使因积热而发病，一服用泻下药物便可解除。如果阴寒致病，就会手足发凉，不多久人就会死亡。古人立有治疗法则，如果患者有狂妄自大、胡言乱语、越墙爬屋等大热证的表现，也要根据其大便情况进行施治。几日未解大便者，内有燥屎，可用下法。如果大便正常，就不可用下法。（狂妄自大，胡言乱语，越墙爬屋，这些都是热证的表现。然而，如果患者同时伴有面色发青、脉象紧急，或面色发黑、脉象微细、手脚冰凉等表现，则属于阴证。这是因为阳气失于依附而外越，属必死之证。如果尽早治疗，或许还有生还的希望。）

当今医者对于并没有上述热证表现的患者，却也一并使用寒凉药物泻下，想除尽患者体内的热邪，我不知道人体还能凭借什么作为生命的动力。人体没有火力说明阳气已经耗尽。这是刘河间和朱丹溪遗留给后世的一种错误思想，医者不能不仔细探察这个弊端。

禁戒寒凉

夫四百八病，大约热者居多，寒者最少。无怪乎河间论火，丹溪之补阴也。但泥二子之书而不考究《内经》，堕于偏颇，害人特甚。盖热病属阳，阳邪易散易治，不死。冷病属阴，阴邪易伏，故令人不觉，久则变为虚寒，侵蚀脏腑而死。（初起不觉之证，最能害人。往往轻忽之，而一变致死者不少。）况人身之火多亦是当然，天之六气，火居其二。今之庸医执壮火食气之说，（《内经》壮火食气之说，犹炎暑盛而人气乏，相火炽而真元伤，非凉药之治，亦非热药之谓，马元台①不察此理，妄为注释，遗讹后学不浅。）溺于滋阴苦寒之剂。殊不知邪之中人，元气盛则能当之。乃以凉药冰脱，反泄元气，是助贼害主也。夫凉药不知害了多少人。若元气稍虚者，无不被凉药冰败而死。脾胃有伤，焉望其生。如人饮热汤及炙煿②之物，从龆③至耄④，断无损人之理。《内经》言膏粱⑤之变，只发痈疽，况膏粱发疽者，百无一二。故知热之养人，时刻不可缺也。若

---

① 马元台：指明代医家马莳，字仲化，会稽（今浙江绍兴）人。著有《黄帝内经素问注证发微》《黄帝内经灵枢注证发微》。

② 炙煿：指烘烤煎炒的食物。

③ 龆（tiáo）：儿童换牙。此处引申为儿童。

④ 耄（máo）：长发下垂的样子。此处引申为老人。

⑤ 膏粱：泛指肥美的食物。

以冷水饮人，不须三日，即为腹疼泄泻，脾虚胃败矣。故燧人①立法，食必用火，万代苍生得以活命。俗医大用凉剂，譬于饮人冷水，阴害黎民，良可慨也。不见当今医家，祸及子孙甚至灭门绝后，皆学术不精之报也。(医者观此切须猛省，误用凉药之害真实不爽。予见近代时医专用温平者，或延一息，终见陵替②。专以寒凉攻伐，夭札③人命者，诚未见其有后也。)

---

①燧(suì)人：燧人，生卒年不详，传说中三皇之首，尊称"燧皇"。相传在旧石器时代，燧人氏发明了钻木取火，被后人称为"火祖"。

②陵替：衰落，衰败。

③夭札(yāo zhá)：夭，短命、早死；札，指遭瘟疫死亡。

[**提　要**]　本段主要阐述慎用寒凉药物以防伤人元气的道理。

[**白话解**]　众多疾病当中，大概热证居多，寒证较少。难怪刘河间阐发火热致病，朱丹溪主张养阴治法。但是拘泥二者书中所言，而不探究《黄帝内经》，则难免失于偏颇，会给患者造成很大的伤害。热性病证属阳，阳邪容易驱散、容易治疗，患者一般不会死亡。寒性病证属阴，阴邪容易潜藏，所以一般不会被察觉，病程一长就会变为虚寒证，侵害腐蚀脏腑致人死亡。（发病之初没有症状的病证，害人最为严重，由于往往被人们忽视，一旦发生病变，致死者很多。）况且人体本来自身的火就较多，自然界风、寒、暑、湿、燥、火六气，性质属火热者占去其二。当今庸医拘泥于壮火食气这一说法，（《黄帝内经》中壮火食气的说法，就好像炎热酷暑时人体耗气感觉疲乏，相火炽热能灼伤真元之气，这不是寒凉药物可以治疗的，也不是热药的作用，马元台没有考察这个医理，胡乱添加注释，遗留的错误思想严重误导了后世医者。）只知一味使用苦寒滋阴的药物，竟不知邪气侵袭人体，元气盛就能抵挡邪气。如果用寒凉药物伤人阳气，使阳气脱失，则反而耗泄了元气，这是帮助邪气更

进一步地侵害人体。寒凉药物不知伤害了多少人。如果人体元气稍有虚弱，一定会被寒凉药物败伤阳气而死亡。脾胃受到了伤损，怎么能指望他有存活的希望呢？就好像人喝热汤、吃煎烤的食物一样，从儿童到老人，肯定不会伤损人体。《黄帝内经》中提到因饮食膏粱厚味引发的疾病，仅有痈疽而已，况且这种病，一百个人中也没有一两个。所以，要知道温热可以温养人体，人体一刻也离不开温热。如果人饮用冷水，不超过三天，就会腹痛泄泻，这是因为脾胃的阳气受到了伤害。所以火祖规定，食物必须经火加工，后世万代才得以保全性命。庸医大剂量地使用寒凉药物，就好像给人喝冷水一样，于不知不觉中使平民百姓深受其害，实在是让人感慨啊！难道看不见当今医家，使自己子孙后代也受到伤害甚至遭受灭门绝后之灾，都是医术不精的报应。（医者看到这里真的应该反省一下，误用寒凉药物的伤害是真真切切的。我看到近代医家专门使用温和性平药物的，有的患者可能延长一段生命，但最终人体元气都会衰败。专门使用寒凉药物使人丧命的医者，真没见过他们有子孙后代。）

要知缓急

　　夫病有浅深，治有缓急。（体认^①病情，而用药缓急合当，乃医家第一要着。）若急病而用缓药，是养杀人也。缓病而用急药，是逼杀人也。庸医遇病，不能必其何名，亦不能必其当用何药，概以温平试之。若缓病尚可，设遇大病则为误不小，故名养杀人。若缓病投以急药，是欲速其效，殊不知攻急则变生，所谓逼杀人也。（二者之误，今世医家比比。胆怯者蹈养杀之弊，心粗者逞逼杀之害。医本生人，乃为杀薮^②，悲哉！）

　　余观京师名医吕实者，亦熟此法，但不早用。惟先用温平药调治，及至危笃，方议灼艾丹附等事，多不效。乃曰：此天命也。殊不知救挽已迟，脏气败绝，虽灵丹妙药，无能为矣。余亲见彼治一伤寒，第五日，昏睡谵语，六脉洪大，以为胃中有热，以承气下之，四更即死矣。六脉之大，非洪也，乃阳气将脱，故见此耳。治以下药，更虚其阴，则阳无所附而死速矣。若先于脐下灸三百壮，固住脾肾之气；内服保元丹、敛阳丹，饮姜附汤，过三日，自然汗出而愈。余治一伤寒，亦昏睡妄语，六脉弦大。余曰脉大而昏睡，定非实热，乃脉随气奔也，强为之治。（先生真仁人也，强治之心，余颇有之，第^③以人不我信，且

---

　　① 体认：体察、认识。

　　② 薮（sǒu）：指人或物聚集的地方。此处引申为渊源、本源。

　　③ 第：但。

又碍于言讷①而不肯为，究非真行仁术之人，常以此自愧。）用烈火灸关元穴，初灸，病人觉痛，至七十壮遂昏睡不疼；灸至三鼓②，病人开眼，思饮食，令服姜附汤。至三日后，方得元气来复，大汗而解。（今时姑息成风，灸法难行。余尝叹曰：人参虽救命之品，姜附尤有回阳之功。无如世人不识，俗医痛扫，良可慨也。）余思前证，少阴病也。发昏谵语，全似阳证，若时投以承气，岂得不死？故耳聋不呻吟，身生赤黑靥③，十指冷至脚面，身重如山，口多痰唾，时发燥热者，皆少阴证也。仲景以耳聋系之少阳，谵语归之阳明，用柴胡、承气辈误人不少。夫但知少阳脉循胁络耳，却不思耳窍属肾，以耳聋归少阳，此仲景所未到之处也。（耳聋仲景作宗气④虚论，未尝归少阳。至于谵语，论中言神气虚者多，若阳明证中不过数条而已。先生故加贬驳，未免有意索瘢⑤。）

---

① 讷（nè）：语言迟钝，口齿笨拙。

② 三鼓：三更。

③ 靥（yè）：旧指女子在面部点搽妆饰。

④ 宗气：由脾胃运化的水谷精气与肺吸入的大自然清气相结合而产生，聚集于胸中并发挥作用。走息道而司呼吸，入心脉而行气血。

⑤ 索瘢：寻求瑕疵。

[**提　要**]　本段主要阐释辨识病情缓急的重要性。

[**白话解**]　疾病病位有深浅，治疗手段有缓急之分。（认清病情深浅，用药缓急适当，这是医者治病首先要弄清楚的问题。）如果是急性病，却用和缓的药物，这是慢性杀人的行为。慢性病，却用峻猛的药物，这是急迫杀人的行为。庸医治病，不能确定是何种疾病，也不能确定该用什么药物，全部使用温和平缓的药物去试。如果是慢性病还好，假设遇到急性危重的病证，就会耽误病情，所以称为慢性杀人。如果是慢性病，却用峻猛的药物，这是想加快治疗的速度，却不知用药攻击太急，就容易导致病情恶化，所以称为急迫杀人的行为。（上述两种错误的治疗手段，在当今医者中普遍存在。胆小的重复慢性杀人的错误，粗心的逞强好胜导致急迫杀人的危害。医者的任务是治病救人，却变成了杀生的根源，真是可悲啊！）

我发现京师名医吕实，也非常熟悉艾灸这种方法，但用得不及时。他往往先用温和平缓的药物治疗，等到病情危急，才考虑用艾灸、丹药和附子等，大多没有疗效。于是，他就会说："这是天意啊"。竟不知道最佳救治时间已经延迟，脏腑之气已近衰败，即使灵丹妙药，也无能为力了。我亲自看见过他治疗一位患伤寒第五天的患者，昏睡不醒，胡言乱语，双手寸、关、尺均现洪大之象，误诊为胃中有热，用承气汤攻下，四更天的时候患者就死了。双手寸、关、尺均现洪大，但这不是代表热证的洪脉，而是阳气将要虚脱的表现。用攻下药物治疗，更加耗损阴津，使阳气没有依附而加速死亡。如果先灸脐下关元穴三百壮，固摄住脾肾之气，再服用保元丹、敛阳丹，饮用姜附汤，三天以后，自然就会汗出痊愈。

我曾经治疗过一位伤寒病患者，也是昏睡不醒、胡言乱语、六脉现弦大之象。我认为，脉象弦大而有昏睡的表现，肯定不是实热证，是脉象随着阳气向外发散产生的变化，强烈要求为他进行治疗。（先生真是仁慈，强烈救治之心，我也常常有之，但是由于患者不相信我，而我又碍于言语迟钝不愿意去做。我终究不是真正地施用仁术的人，常常因此而感到惭愧。）用大火艾灸关元穴，刚开始时患者感觉疼痛，灸到七十壮就昏睡而不觉疼痛；艾灸到半夜三更，患者睁开眼，想要吃饭，让他服用姜附汤。三天以后，患者的元气才得以恢复，出大汗后痊愈。（如今医界得过且过，一味姑息，使灸法难以推行。我经常感慨，人参虽然是救命的药物，干姜、附子更有回阳救逆的功效。无奈世人不了解它们，庸医不会使用而舍弃，真是让人感慨啊！）我考虑前一个病证，本来是少阴病，昏睡不醒，胡言乱语，与阳证非常相似，当时使用承气汤治疗，患者怎么会不死亡呢？所以，表现为耳聋却不呻吟，身体出现红黑相间的色斑，脚趾至脚面发凉，身体沉重如山，口中多唾痰涎，出现一阵阵燥热等症状，都属于少阴病。仲景将耳聋归于少阳病，胡言乱语归于阳明病，用柴胡汤、承气汤类治疗这些病症，耽误了很多人的病情。只知道少阳经脉循行过胸胁、联络于耳，却不考虑肾开窍于耳，将耳聋只归于少阳，这是仲景没有考虑到的地方。（仲景将耳聋病因归于宗气虚，并没有归于少阳经。至于胡言乱语，论述最多的病因是神气虚，像阳明证中的论述不过几条而已。先生故意贬损，未免有些吹毛求疵。）

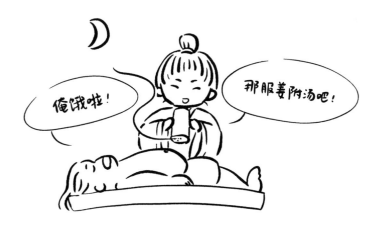

五等虚实

凡看病要审元气虚实，实者不药自愈，虚者即当服药，灸关元穴以固性命。若以温平药，亦难取效，淹[1]延时日，渐成大病。（温平之药，近世所尚，旁人称其稳当，医士习于两岐[2]。及至变成大病，惶急错投，误而又误。总由识见不真，遂尔因循贻害。）虚病多般，大略分为五种，有平气、微虚、甚虚、将脱、已脱之别。平气者，邪气与元气相等，正可敌邪，只以温平药调理，缓缓而愈，如补中益气、小柴胡、八物汤是也。微虚者，邪气旺，正气不能敌之，须服辛温散邪之药，当补助元气，使邪气易伏[3]，宜荜澄茄散、全真丹、来复丹、理中丸、姜附汤之类是也。甚虚者，元气大衰，则成大病，须用辛热之药，厚味之剂，大助元阳，不暇攻病也。《经》云：形不足者，温之以气，精不足者，补之以味，即官桂、附子、鹿茸、河车之类是也。将脱者，元气将脱也，尚有丝毫元气未尽，惟六脉尚有些小胃气，命若悬丝，生死立待，此际非寻常药饵所能救，须灸气海、丹田[4]、关元各三百壮，固其脾肾。夫脾为五脏之母，

---

① 淹：滞，久留。

② 岐：通"歧"。

③ 伏：屈服。

④ 丹田：为针灸穴位名，腹部脐下的气海、关元、阴交、石门四个穴位都别称"丹田"。

肾为一身之根。故伤寒必诊太溪、冲阳，二脉者，即脾肾根本之脉也。此脉若存，则人不死，故尚可灸，内服保元丹、独骸大丹、保命延寿丹，或可保其性命。(单顾脾肾，乃先生学力大有根柢①之论。盖肾为先天之原，脾为后天之本，资生资始，莫不由兹，故病虽甚，而二脉中有一脉未散，扶之尚可延生。)若已脱，则真气已离，脉无胃气，虽灸千壮，亦无用矣。(此五种证，当于平时细心探讨，自然随机应变不致差讹。近世之医多尚寒凉，专行克伐，致使平气变虚，虚证变脱，及至三焦失运，神气改常，出入道乖②，升降机息，而犹执邪气未尽，火热未除之说，朝凉暮削，不死不休，良可悲痛!)

---

① 根柢：比喻事物的根基、基础。

② 乖：不顺，不和谐。

[提　要]　本段主要阐述五种虚证的分类及治疗。

[白话解]　大凡看病都要审察患者元气的虚实，元气充实者不用服药自己就会痊愈，元气虚弱者则应立即服药、艾灸关元穴以保全性命。此时如果使用温和平缓的药物，则难以取得疗效，只能拖延一段时间，逐渐发展成危重病证。（温和平缓的药物，近世比较流行，旁观者说这种用药方式比较稳妥，医者也习惯于使用温和平缓的药物。等到病情危重之时，医者慌乱地开错药方，一再地延误病情。这都是由于医者学识没有到位，于是循规蹈矩一直祸害性命。）虚证有多种表现，根据程度不同，大致分为五种，有平和之气、稍微虚弱、非常虚弱、将要虚脱、已经虚脱之分。平和之气的患者，邪气与正气势均力敌，正气可以抵御邪气，只需使用温和平缓的药物调理，如补中益气汤、小柴胡汤、八物汤这一类，慢慢就能痊愈。稍微虚弱的患者，邪气偏盛，正气不足以敌邪，必须服用辛温散邪的药物，如荜澄茄散、全真丹、来复丹、理中丸、姜附汤这一类，以补助元气，使邪气容易祛除。非常虚弱的患者，元气衰弱就会发展成危重病证，必须用辛热药物，药力醇厚的方剂，大补元阳，来不及攻邪治病。《黄帝内经》说，形体不足的，当用温药以补阳气；

阴精不足的，当用厚味以填阴精，也就是肉桂、附子、鹿茸、紫河车这一类。元气将要虚脱的患者，仅剩丝毫元气没有耗尽，双手寸、关、尺六脉还有一点生机，命悬一线，生死关头，这时候不是一般药物能挽救的，必须艾灸气海、阴交、石门、关元穴各三百壮，固摄脾肾之气。脾脏为五脏气血生化之本，肾脏为一身之气的根源。所以，患伤寒病必须按诊太溪、冲阳二脉，此二脉是代表脾肾的根本之脉。此二脉如果存在生机，人就不会死亡，还可以使用艾灸之法，内服保元丹、独骸大丹、保命延寿丹，或许可以保全性命。（仅仅强调脾肾，说明先生的学识很有一番基础。因为肾是先天之本，脾是后天之本，人体生化的始源，都是源于脾肾。所以，即使患者生病很严重，只要二脉中有一脉没有离散，用药扶持就可以延长性命。）如果患者已经虚脱，那么真元之气已经离散，脉象没有生机，即使艾灸上千壮，也没有用处。（这五种病证，应当在平时仔细地研究探讨，遇到患者时就会灵活运用不至于出现差错。近代医家大多崇尚寒凉药物，专门使用攻伐的方法，导致人体原本的平和之气变得虚弱，虚弱进一步发展成虚脱，等到三焦运化失常，神气不循常道，气机出入不畅，升降运动停止，却还认为是邪气未除，内有火热的原因，早晚使用寒凉攻伐，直至病人死亡，真是让人悲痛！）

黄帝灸法

男妇虚劳①，灸脐下三百壮。

男妇水肿，灸脐下五百壮。

阴疽骨蚀②，灸脐下三百壮。

久患脾疟③，灸命关④五百壮。

肺伤寒⑤，灸脐下三百壮。

气厥⑥、尸厥⑦，灸中脘五百壮。

缠喉风⑧，灸脐下三百壮。

黄黑疸，灸命关二百壮。

急慢惊风，灸中脘四百壮。

---

① 虚劳：指由于禀赋虚弱、后天失养、久病积损及久虚不复等多种原因引起的，以多脏腑亏虚、气血阴阳同虚、虚损劳衰不断加重为临床特征的多种慢性虚弱性病证的总称。

② 骨蚀：指由于痈疽内陷而侵袭于骨的病证。

③ 脾疟：五脏疟之一，以身寒、腹痛、发热则肠鸣、汗出为特征。

④ 命关：指命关穴，即食窦穴，属足太阴脾经，位于胸外侧部，当第5肋间隙，距前正中线6寸。具有温脾阳、健脾气的功效。

⑤ 肺伤寒：指肺受寒邪所引起的病证。

⑥ 气厥：厥证之一，常表现为猝然昏仆、不省人事，多由于气机失调或上逆所致。

⑦ 尸厥：厥证之一，指猝然昏仆、不省人事，兼见手足逆冷、头面青黑、精神恍惚、牙紧口噤、脉微欲绝等病证。

⑧ 缠喉风：指咽喉肿痛，或痛及胸前，项强而喉颈如缠绕之状的病证。

老人二便不禁，灸脐下三百壮。

老人气喘，灸脐下三百壮。

久患脚气，灸涌泉穴五十壮。

产后血晕，灸中脘五十壮。

暑月腹痛，灸脐下三十壮。

鬼邪着人，灸巨阙五十壮、脐下三百壮。

妇人脐下或下部出脓水，灸脐下三百壮。

妇人无故风搐发昏，灸中脘五十壮。

久患伛偻①不伸，灸脐俞②一百壮。

鬼魇③着人昏闷，灸前顶穴五十壮。

妇人半产④，久则成虚劳水肿，急灸脐下三百壮。

死脉及恶脉见，急灸脐下五百壮。

妇人产后腹胀水肿，灸命关百壮、脐下三百壮。

肾虚面黑色，灸脐下五百壮。

呕吐不食，灸中脘五十壮。

妇人产后热不退，恐渐成痨瘵，急灸脐下三百壮。

---

① 伛偻（yǔ lǚ）：指脊梁弯曲，驼背。

② 脐俞：脐，又名神阙，为脐带脱落结疤后的陷窝。俞，通腧，指腧穴。脐俞，指神阙穴。

③ 魇（yǎn）：指梦中遇到可怕的事而呻吟、惊叫，或觉得有什么东西压住不能动弹。

④ 半产：亦称小产、小月、半生、失胎、伤娠。指妇人妊娠 12~28 周内，胎儿已成形而自然殒堕者，主要是由于气血虚弱、肾气不固、血分郁热、毒药伤胎、外伤损害等因素导致冲任损伤，失于摄养，胎元不固，未足月而产。

[**提　要**]　本段介绍了黄帝灸法的主要内容。

[**白话解**]　男子妇人患虚劳病，应灸脐下关元穴三百壮。

男子妇人患水肿病，应灸脐下关元穴五百壮。

阴疽、骨蚀类病证，应灸脐下关元穴三百壮。

长时间患脾疟类病证，应灸命关穴五百壮。

肺受寒邪所引起的病证，应灸脐下关元穴三百壮。

气厥、尸厥类病证，应灸中脘穴五百壮。

缠喉风类病证，应灸脐下关元穴三百壮。

黄黑疸类病证，应灸命关穴二百壮。

急、慢惊风类病证，应灸中脘穴四百壮。

老人大、小便失禁，应灸脐下关元穴三百壮。

老人气喘不得以息，应灸脐下关元穴三百壮。

长时间患脚气类病证，应灸涌泉穴五十壮。

产后出现血晕，应灸中脘穴五十壮。

暑月出现腹痛，应灸脐下关元穴三十壮。

鬼邪着人病证，应灸巨阙穴五十壮、脐下关元穴三百壮。

妇人脐下或下部出脓水，应灸脐下关元穴三百壮。

　　妇人无故神昏抽搐，应灸中脘穴五十壮。

　　脊背弯曲、驼背类病证，应灸脐俞穴一百壮。

　　鬼魇着人、神志昏闷类病证，应灸前顶穴五十壮。

　　妇人半产，日久变生虚劳水肿，应急灸脐下关元穴三百壮。

　　如果遇到死脉及恶脉，应急灸脐下关元穴五百壮。

　　妇人产后出现腹胀水肿，应灸命关穴百壮、脐下关元穴三百壮。

　　因肾虚而面现黑色，应灸脐下关元穴五百壮。

　　如呕吐不能食，应灸中脘穴五十壮。

　　妇人产后发热不退，恐怕逐渐变成痨瘵，应急灸脐下关元穴三百壮。

扁鹊灸法

命关二穴在胁下宛①中，举臂取之，对中脘向乳三角取之。

此穴属脾，又名食窦穴，能接脾脏真气，治三十六种脾病。凡诸病困重，尚有一毫真气，灸此穴二三百壮，能保固不死。一切大病属脾者，并皆治之。盖脾为五脏之母，后天之本，属土，生长万物者也。若脾气在，虽病甚不至死，此法试之极验。

肾俞二穴在十四椎②两旁，各开一寸五分。凡一切大病于此灸二三百壮。盖肾为一身之根蒂，先天之真源，本牢则不死。又治中风失音，手足不遂，大风癞疾③。

三里二穴在膝眼④下三寸⑤，骭⑥骨外筋内宛中，举足取之。治两目䀮䀮⑦不能视远，及腰膝沉重，行步乏力。此证须灸中脘、

---

① 宛：低洼，凹陷处。

② 十四椎：即第2腰椎。

③ 大风癞疾：大风，具有很强的致病性的风邪，其侵犯部位不同，表现各异，《黄帝内经》多处有论之。癞，即今之麻风病。

④ 膝眼：即膝眼穴，屈膝，在髌韧带两旁凹陷处。内侧的称内膝眼，外侧的称外膝眼。此处指外膝眼穴。

⑤ 三寸：让患者将示指（食指）、中指、无名指和小指四指并拢，以中指中节横纹处为准，四指横量作为3寸。这种测量方法称为横指同身寸法，也叫"一夫法"。

⑥ 骭（héng）：通"胻"，小腿。

⑦ 䀮䀮（huāng huāng）：指目视不明，目光昏暗不明。

脐下，待灸疮发过，方灸此穴，以出热气自愈。

承山二穴，在腿肚下，挺脚指取之。治脚气重，行步少力。

涌泉二穴，在足心宛宛中。治远年脚气肿痛，或脚心连胫骨痛，或下粗腿肿，沉重少力，可灸此穴五十壮。

脑空二穴，在耳尖角上，排三指尽处。治偏头痛，眼欲失明，灸此穴七壮自愈。

目明二穴，在口面骨二瞳子上，入发际。治太阳连脑痛，灸三十壮。

腰俞二穴，在脊骨二十一椎下。治久患风腰疼，灸五十壮。

前顶二穴，在鼻上，入发际三寸五分。治巅顶痛，两眼失明。

[提　要]　本段介绍了扁鹊灸法的主要内容。

[白话解]　命关二穴位于胁肋下，肋间隙凹陷中，取穴时上抬前臂，以中脘穴、乳中穴连线为一边，向外作等边三角形，此三角形位于肋外侧的另一顶点即为命关穴。

此穴属于足太阴脾经，又名食窦穴，能接续脾脏的真气，治疗三十六种脾病。一切有身体困重表现的疾病，只要还有一点儿真气存在，艾灸此穴二三百壮，能保证不会死去。一切由于脾脏引起的病证都可以用这种方法治疗。因为脾脏为五脏生化之源，后天之本，配五行属土，能承载万物的生长。如果脾气尚存，即使病得很严重也不会死亡，用这种方法治疗极有效果。

肾俞二穴平第 2 腰椎棘突下，后正中线旁开 1.5 寸。凡是一切危重病证都可以灸此穴二三百壮。因为肾是一身之气的根源，先天之精的本源，本源固守就不会死亡。也可以用于治疗中风语言不利、手足不灵活以及麻风等病证。

足三里二穴在外膝眼穴下3寸,小腿外侧肌肉内侧凹陷中,抬脚取穴。此穴可以治疗视物不清,不能看见远处物体,以及腰腿沉重、走路乏力。这种病证须先艾灸中脘、脐下关元穴,等灸疮发过之后才能灸此穴,感觉有热气向外出就会自己痊愈。

承山二穴,在腿肚子下面,微微施力跷起脚尖,小腿后侧肌肉浮起的尾端即是。此穴可以治疗严重的脚气,走路没劲。

涌泉二穴,在足底,屈足卷趾时足心最凹陷处。此穴可以治疗多年的脚气肿痛,或者脚心牵连胫骨疼痛,或者小腿粗肿,沉重乏力,可艾灸此穴五十壮。

脑空二穴,在脑后两耳尖连线上,后正中线旁开三手指的宽度即是(头后直对瞳孔处)。此穴治疗偏头痛、眼睛快要失明,艾灸此穴七壮就会痊愈。

目明二穴,位于额部,瞳孔直上,前发际边缘处。此穴治疗太阳经头痛引起的枕部连及脑内疼痛,艾灸三十壮。

腰俞二穴,在脊柱尾端,第4骶骨下,正对骶管裂孔,后正中线上。此穴治疗多年的风湿腰痛,艾灸五十壮。

前顶二穴,在鼻部正中线直上,入发际3.5寸。此穴治疗巅顶痛,两眼失明。

附：窦材灸法（计五十条）

——中风半身不遂，语言謇涩，乃肾气虚损也，灸关元五百壮。

——伤寒少阴证，六脉缓大，昏睡自语，身重如山，或生黑靥，噫气①、吐痰、腹胀、足指冷过节，急灸关元三百壮可保。

——伤寒太阴证，身凉，足冷过节，六脉弦紧，发黄，紫斑，多吐涎沫，发燥热，噫气，急灸关元、命关各三百壮。

伤寒惟此二证害人甚速，仲景只以舌干口燥为少阴，腹满自利为太阴，余皆归入阳证条中，故致害人。然此二证，若不早灸关元，以救肾气，灸命关以固脾气，则难保性命。盖脾肾为人一身之根蒂，不可不早图也。（舌干口燥乃少阴本热之证，仲景以大承气急下，但此理非身登仲景之堂者不能知，非神于仲景之法者不能用。盖火热亢盛不用承制，则燎原之害炽而生化之机息，可不畏哉！设本热假而标阴伏，误用承气立见危亡矣。先生灸法真保命全生之要，业医之士切须审察，不可卤莽而行之也。仲景盖以气化而用承气，若涉形脏，别有治法，不可混辟。）

---

① 噫气：嗳气。

——脑疽^①发背^②，诸般疔疮恶毒，须灸关元三百壮，以保肾气。

——急喉痹、颐^③粗、颔^④肿、水谷不下，此乃胃气虚，风寒客肺也，灸天突穴五十壮。（穴在结喉下四寸。）

——虚劳咳嗽潮热，咯血吐血，六脉弦紧，此乃肾气损而欲脱也，急灸关元三百壮，内服保元丹可保性命。若服知柏归地者，立死。盖苦寒重损其阳也。（虚劳而致六脉弦紧，即是肾气损脱。乃今之医治虚劳者，脉至微细急疾，尚用寒凉，真视人如草芥也，此种人不知作何结果。）

——水肿膨胀，小便不通，气喘不卧，此乃脾气大损也，急灸命关二百壮，以救脾气。再灸关元三百壮，以扶肾水，自运消矣。

---

① 脑疽：中医病名，生于脑后项部，症状多见红肿热痛。正对口者，称"对口"。偏于一侧者，称"偏对口"。多由湿热交蒸或五脏蕴毒所致。

② 发背：痈疽生于脊背正中者，统称发背，属督脉及足太阳膀胱经。分阴证和阳证两类，阳证又称发背痈，阴证又称发背疽。

③ 颐：面颊、腮。

④ 颔：构成口腔上部和下部的骨骼与肌肉组织。上部称上颔，下部称下颔。

——脾泄注下，乃脾肾气损，二三日能损人性命，亦灸命关、关元各二百壮。

——休息痢下五色脓者，乃脾气损也，半月间则损人性命，亦灸命关、关元各三百壮。

——霍乱吐泻，乃冷物伤胃，灸中脘五十壮。若四支厥冷，六脉微细者，其阳欲脱也，急灸关元三百壮。

——疟疾乃冷物积滞而成，不过十日、半月自愈。若延绵不绝乃成脾疟，气虚也，久则元气脱尽而死，灸中脘及左命关各百壮。

——黄疸眼目及遍身皆黄，小便赤色，乃冷物伤脾所致，灸左命关一百壮，忌服凉药。若兼黑疸乃房劳伤肾，再灸命关三百壮。（命关当作命门）

——番胃^①，食已即吐，乃饮食失节，脾气损也，灸命关三百壮。

——尸厥不省人事，又名气厥，灸中脘五十壮。

——风狂妄语，乃心气不足，为风邪客于包络也。先服睡圣散，灸巨阙穴七十壮，灸疮发过，再灸三里五十壮。

---

① 番胃：即反胃。

——胁痛不止乃饮食伤脾，灸左命关一百壮。

——两胁连心痛乃恚怒[1]伤肝脾肾三经，灸左命关二百壮，关元三百壮。

——肺寒胸膈胀，时吐酸，逆气上攻，食已作饱，困倦无力，口中如含冰雪，此名冷劳，又名膏肓病。乃冷物伤肺，反服凉药，损其肺气，灸中府二穴各二百壮。

——咳嗽病，因形寒饮冷，冰消肺气，灸天突穴五十壮。

——久嗽不止，灸肺俞二穴各五十壮即止。若伤寒后或中年久嗽不止，恐成虚劳，当灸关元三百壮。

——疠风[2]因卧风湿地处，受其毒气，中于五脏，令人面目庞起如黑云，或遍身如锥刺，或两手顽麻，灸五脏俞穴。先灸肺俞，次心俞、脾俞，再次肝俞、肾俞，各五十壮，周而复始，病愈为度。

——暑月发燥热，乃冷物伤脾胃肾气所致，灸命关二百壮。或心膈胀闷作疼，灸左命关五十壮。若作中暑服凉药即死矣。

——中风病，方书灸百会、肩井、曲池、三里等穴，多不效。此非黄帝正法，灸关元五百壮，百发百中。

---

① 恚（huì）怒：生气、愤怒。

② 疠风：即麻风，因感触风毒邪气，邪滞肌肤，侵久而发。初起患部麻木不仁，次发红斑，继则肿溃无脓，久而漫延全身肌肤并出现眉落、目损、鼻崩、唇反等严重证候。

——中风失音乃肺肾气损，金水不生，灸关元五百壮。

——肠澼下血，久不止，此饮食冷物损大肠气也，灸神阙穴三百壮。

——虚劳人及老人与病后大便不通，难服利药，灸神阙一百壮自通。

——小便下血乃房事劳损肾气，灸关元二百壮。

——砂石淋诸药不效，乃肾家虚火所凝也，灸关元三百壮。

——上消病，日饮水三五升，乃心肺壅热，又吃冷物，伤肺肾之气，灸关元一百壮，可以免死。或春灸气海，秋灸关元三百壮，口生津液。

——中消病，多食而四支羸瘦，困倦无力，乃脾胃肾虚也，也当灸关元五百壮。

——腰足不仁，行步少力，乃房劳损肾，以致骨痿①，急灸关元五百壮。

——昏默不省人事，饮食欲进不进，或卧或不卧，或行或不行，莫知病之所在，乃思虑太过，耗伤心血故也，灸巨阙五十壮。

---

① 骨痿：中医病证名，症见下肢痿软、腰背酸重、难于直立、面色暗黑、牙齿干枯等。多由肾精亏损所致。

卷
上

56

——脾病致黑色痿黄，饮食少进，灸左命关五十壮。或兼黧色[①]，乃损肾也，再灸关元二百壮。

——贼风入耳，口眼歪斜，随左右灸地仓穴五十壮，或二七壮。

——耳轮焦枯，面色渐黑，乃肾劳也，灸关元五百壮。

——中年以上之人，口干舌燥，乃肾水不生津液也，灸关元三百壮。若误服凉药，必伤脾胃而死。

——中年以上之人，腰腿骨节作疼，乃肾气虚惫也，风邪所乘之证，灸关元三百壮。若服辛温除风之药，则肾水愈涸，难救。

——腿骺[②]间发赤肿，乃肾气风邪着骨，恐生附骨疽[③]，灸关元二百壮。

——老人滑肠困重，乃阳气虚脱，小便不禁，灸神阙三百壮。

——老人气喘，乃肾虚气不归海，灸关元二百壮。

---

① 黧色：黑中带黄的颜色。

② 骺（héng）：本意是胫骨上端，此处指膝关节处。

③ 附骨疽：中医病证名，指邪气入骨而引发的深部脓疡。

——老人大便不禁，乃脾肾气衰，灸左命关、关元各二百壮。

——两眼昏黑，欲成内障，乃脾肾气虚所致，灸关元三百壮。

——瘰疬因忧郁伤肝，或食鼠涎之毒而成，于疮头上灸三七壮，以麻油润百花膏涂之，灸疮发过愈。

——破伤风，牙关紧急，项背强直，灸关元穴百壮。

——寒湿腰痛，灸腰俞穴五十壮。

——行路忽上膝及腿如锥，乃风湿所袭，于痛处灸三十壮。

——脚气少力或顽麻疼痛，灸涌泉穴五十壮。

——顽癣浸淫或小儿秃疮，皆汗出入水，湿淫皮毛而致也，于生疮处隔三寸灸三壮，出黄水愈。

凡灸大人，艾炷须如莲子，底阔三分，灸二十壮后却减一分，务要紧实。若灸四肢及小儿，艾炷如苍耳子大。灸头面，艾炷如麦粒子大。其灰以鹅毛扫去，不可口吹。

如癫狂人不可灸，及膏粱人怕痛者，先服睡圣散，然后灸之。一服只可灸五十壮，醒后再服、再灸。

[**提　要**]　本段介绍了窦材灸法的主要内容。

[**白话解**]　中风病,半身肢体活动不利,说话语言不顺畅,这是肾气虚损的缘故,宜灸关元穴五百壮。

伤寒少阴证,双手寸、关、尺六脉缓大,昏睡不醒,自言自语,身体沉重如山,有的人伴见面色发黑、嗳气、吐痰、腹胀、双脚末端冰凉,立即灸关元穴三百壮可以保住性命。

伤寒太阴证,身体发凉,双脚发冷至踝关节,六脉弦紧,面色发黄,皮肤出现紫斑,呕吐大量涎沫,身体感觉燥热,嗳气,立即灸关元、命关穴各三百壮。

伤寒证中,唯独此二证伤人最为迅速。张仲景仅将舌干口燥这一症状列为少阴证,将腹部胀满、伴有泄泻列为太阴证,其余症状全都归为三阳证条文中,因此误导伤害众人。这两种病证如果不早灸关元穴以挽救肾气,灸命关穴以固摄脾气,就难以保全性命。脾肾是人体的根本所在,不可不尽早施救。(舌干口燥是少阴有热的征象,仲景急用大承气汤泻下,这里面的道理只有领悟了仲景医术的人才能通晓,只有熟谙仲景心法的人才能够使用。如果火热亢盛而不用泻热方法,就会使火热亢盛、势如燎原,使生化之机停息,怎能不让人害怕呢?如果是真寒假热之证,误用承气汤会立即使人伤亡。先生的灸法真是保全性命的重要方法，行医之人一定要仔细审察，不可以鲁莽草率地应用此法。大概仲景是根据气化的原理而使用承气汤，如果涉及形体脏腑，就会有别的治疗方法，不可以将二者混淆。)

脑疽、发背等大多疔疮恶毒，应当灸关元穴三百壮，以保存肾气。

急性咽喉肿痛、面颊粗肿、下颏肿痛、饮食不下，这是胃气虚弱加上风寒犯肺的缘故，宜灸天突穴五十壮。(穴位在颈前部结喉下四寸处。)

虚劳咳嗽潮热，咯血、吐血、六脉弦紧，这是肾气虚损将要虚脱的缘故，应立即灸关元穴三百壮，内服保元丹可以保住性命。如果误服知母、黄柏、当归、生地黄等，会立刻死亡。大概是因为这些药物苦寒重损其阳气所致。(虚劳而导致六脉弦紧，这是肾气损耗虚脱的表现。而当今治疗虚劳的人，脉象微、细、急、疾，却仍然使用寒凉药物，真是将病人性命视作杂草，这种人不知道会有什么样的后果。)

水肿膨胀，小便不通，气息喘急不能平卧，这是脾气严重受损的表现，应立即灸命关穴二百壮，以挽救脾气。再灸关元穴三百壮，以扶助肾气，体内水气运化如常，水肿膨胀也自会消退。

脾虚泄泻下注，这是脾肾之气受损的表现，二三日便能伤人性命，也应该灸命关穴、关元穴各二百壮。

休息痢泻下五色脓水，这是脾气受损的缘故，半个月就会伤人性命，也应该灸命关穴、关元穴各三百壮。

霍乱吐泻，是寒凉饮食伤人胃气所致，宜灸中脘穴五十壮。如果出现四肢冰凉，六脉微细，这是阳气将要虚脱的征兆，应立即灸关元穴三百壮。

疟疾是由于寒凉饮食停滞于体内导致，不超过十天、半月的时间就能自己痊愈。如果病程缠绵不愈发展成脾疟，这是气虚的缘故，病久会导致元气虚脱耗尽而死亡，宜灸中脘穴及左侧的命关穴各一百壮。

黄疸病人，其眼睛及全身皮肤都会发黄，小便发红，这是寒凉饮食损伤脾气所导致，宜灸左侧命关穴一百壮，忌服寒凉药物。如果同时患有黑疸，这是房劳伤肾所致，再灸命关穴三百壮。（此处命关穴应为命门穴）

反胃，食后即吐，是饮食没有节制，脾气受损的缘故，宜灸命关穴三百壮。

尸厥，表现为不省人事，又称为气厥，宜灸中脘穴五十壮。

疯狂妄语，是心气不足，风邪侵入心包络的表现。应当先服用睡圣散，灸巨阙穴七十壮，待灸疮发出后，再灸足三里五十壮。

胁痛不止是饮食损伤脾气的缘故，宜灸左侧命关穴一百壮。

两侧胁肋牵连心胸部疼痛，是由于愤怒损伤肝、脾、肾三经，宜灸左侧命关穴二百壮、关元穴三百壮。

肺寒胸膈胀满，不时呕吐酸水，气逆上冲，饱食之后，困倦无力，口中如含有冰雪一样，称为冷劳，又称为膏肓病。这是由于寒凉之物伤肺，却误服凉药，损伤肺气，宜灸双侧中府穴各二百壮。

咳嗽，是由于身体感寒或饮食寒凉，导致寒凉之气伤损肺气，宜灸天突穴五十壮。

久咳不止，宜灸双侧肺俞穴各五十壮，立即痊愈。如果患伤寒或者中年患者久咳不止，恐怕会转变成虚劳病，应灸关元穴三百壮。

麻风病，多因睡卧于风寒湿地，感受其毒气，侵入五脏，使人面目突然肿大，面色晦暗，或者浑身上下好像被锥刺一样疼痛难忍，或者两手感觉麻木，宜灸五脏俞穴。先灸肺俞，次灸心俞、脾俞，再灸肝俞、肾俞，各灸五十壮，循环不断，直到病情痊愈为止。

　　暑月发燥热，是寒冷之物损伤脾、胃、肾气所导致，宜灸命关穴二百壮。如果兼有心脏胸膈胀闷疼痛，宜灸左侧的命关穴五十壮。如果当作中暑而误服寒凉药物，就会立即死亡。

　　中风病，医书记载灸百会、肩井、曲池、足三里等穴，多不见效。这不是《黄帝内经》所记载的正确治疗方法，灸关元穴五百壮，必见疗效。

　　中风失音者，是由于肺肾之气受损，肺金不能滋养肾水，宜灸关元穴五百壮。

　　痢疾下血，病久不止，这是由于饮食生冷损伤大肠之气，宜灸神阙穴三百壮。

　　虚劳患者、老年人及病后初愈者，由于气血虚弱而大便不通，不适于服用泻下药物，灸神阙穴一百壮大便自通。

　　小便下血是由于房劳损伤肾气，宜灸关元穴二百壮。

石淋证，诸般药物皆无疗效，是由肾中虚火凝炼而成，宜灸关元穴三百壮。

上消病，一天可饮水三五升，是心肺有积热，又吃寒冷食物，损伤肺肾之气所致，灸关元穴一百壮，可以保全性命。或者春天灸气海穴，秋天灸关元穴三百壮，口中自会生出津液。

中消病，饮食增多却四肢瘦弱，困倦无力，是由脾、胃、肾都虚弱所致，应当灸关元穴五百壮。

腰腿部麻木不仁，行走乏力，是由于房劳损伤肾气，导致骨痿，应立即灸关元穴五百壮。

患者糊涂沉默状，不省人事，饮食或吃或不吃，休息或好或不好，行动或正常或不正常，说不清病情到底在哪儿，这是思虑太过、耗伤心血的原因，宜灸巨阙穴五十壮。

脾脏病导致面色发黑或瘦弱发黄，饮食减少，宜灸左侧命关穴五十壮。如果面色黑中带黄，这是损伤肾气的表现，宜再灸关元穴二百壮。

虚邪贼风侵入耳部，导致口眼㖞斜，应灸病患侧地仓穴五十壮，或者灸十四壮。

耳朵焦枯，面色逐渐发黑，这是劳损伤及肾脏的缘故，宜灸关元穴五百壮。

中年以上的人，病发口干舌燥，是由肾水不能生津液所致，宜灸关元穴三百壮。如果误服寒凉药物，定会损伤脾胃而致死亡。

中年以上的人，腰腿关节疼痛，是由肾气虚弱，风邪乘虚而入所致，宜灸关元穴三百壮。如果服用辛温祛风之药，那么肾水会更加干涸，难以救治。

膝关节处发为红肿，是由于肾气虚弱，风邪乘虚侵入骨部，恐怕会形成附骨疽，宜灸关元穴二百壮。

老人腹泻拉肚子，身体困重，是阳气虚脱的缘故，小便失控，宜灸神阙穴三百壮。

老人气喘，是由于肾气虚，不能归于气海丹田，宜灸关元穴二百壮。

老人大便失禁，是由脾肾气衰所致，宜灸左侧命关穴、关元穴各二百壮。

眼前发黑，是要变成内障，是脾肾气虚的缘故，宜灸关元穴三百壮。

瘰疬发病，多因忧郁伤肝，或不慎误食老鼠涎液之毒而成，宜于疮头上灸二十一壮，用麻油调百花膏涂之，等灸疮发过以后，自然痊愈。

破伤风，牙关紧闭，项背强直，宜灸关元穴一百壮。

寒湿腰痛者，宜灸腰俞穴五十壮。

行走期间，突然膝关节及腿部疼痛如锥刺，是由于风湿侵袭所致，宜于痛处灸三十壮。

脚气乏力或者麻木疼痛，宜灸涌泉穴五十壮。

顽癣泛发或者小儿秃疮，都是由于出汗之后入水洗浴，湿邪浸淫皮毛所致，在生疮处附近隔三寸灸三壮，出黄水后痊愈。

给成年人施灸，艾炷须如莲子大小，底部宽三分，灸二十壮后要减一分，务必要紧实。如果灸四肢及小儿，艾炷须如苍耳子大小。灸头面，艾炷须如麦粒大小。艾炷燃尽后的灰末要用鹅毛扫去，不可用口吹。

癫狂之人及娇贵、害怕疼痛的人不可直接施灸，应先给予服用睡圣散，然后施灸。服用一次之后只可灸五十壮，待其醒后，再次服用睡圣散，再施用灸法。

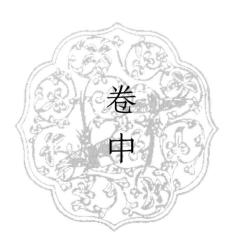

卷中

伤寒

伤寒[1]六脉浮紧，呻吟不绝，足指温者，阳也；忌服凉药，恐变为阴，害人性命。至六日，发烦躁，乃阴阳换气，欲作汗也。服当归茯苓散，汗出而愈。

六脉紧大，或弦细，不呻吟，多睡耳聋，足指冷，肢节痛，发黄[2]，身生赤黑靥，时发噫气，皆阴也。灸关元三百壮，服金液丹、姜附汤，过十日半月，出汗而愈。若不早灸，反与凉药者，死。（辨别阴阳不止于此。然熟体此二条，则治伤寒证误谬亦少。其灸法虽不能遍行，若贫家无力而遇难起之病，不能备参药，勉告以灸能活命。倘肯依从，未必非仁术之一端。予每见时疫[3]盛行之际，乡陬[4]死者比户，心切怜之。倘尽心力并合丹药以济之，不特己身蒙福，子孙亦必昌大。）若吐逆而心下痞[5]，灸中脘五十壮。若微微发颤者，欲作汗，服姜附汤而愈。若少年壮实之人，伤寒至五六日，发狂逾垣上屋，胃中有积热也，服大通散，轻者，知母散亦愈。

---

① 伤寒：广义伤寒是一切外感热病的总称。狭义伤寒指外感风寒之邪，感而即发的疾病。

② 发黄：指由不同原因引起皮肤或眼巩膜黄染的症状，又称"黄疸"。

③ 时疫：指一时流行的传染病。

④ 陬（zōu）：指聚居的地方，村庄、村落。

⑤ 心下痞：中医病证名，以胃脘满闷、按之柔软不痛为主要特征。

[**提　要**]　本段主要讲述审脉辨治伤寒的证治。

[**白话解**]　伤寒病，双手寸、关、尺六部脉象浮紧，患者呻吟不断，足趾温暖，这是阳证；禁忌服用寒凉药物，恐怕会变成阴证，伤害病家性命。发病第六天，患者感觉烦躁不安，这是阴阳之气在交接，将要出汗的表现。服用当归茯苓散，出汗之后就会痊愈。

双手寸、关、尺六部脉象紧大，或者弦细，患者不呻吟，表现为嗜睡耳聋，足趾发凉，肢体关节疼痛，皮肤和眼巩膜黄染，身体出现红黑相间的色斑，不时地嗳气，这些都是阴证的表现。可艾灸关元穴三百壮，予服用金液丹、姜附汤，过十天、半月之后，自然汗出痊愈。如果不尽早施灸，反而给予寒凉药物，患者必死。(辨别阴阳不只是这些症状，然而熟悉这两条辨证原则，治疗伤寒证差错也会减少。虽然灸法不能普遍施行，如果病家贫困却又罹患危重病证，没有能力准备人参这类贵重的药物，尽力劝说施以灸法能保住性命。倘若能够听从，未必不是仁术的一种表现。我每次看见传染病流行时，乡村里家家户户都有死亡的，心里非常地可怜他们。倘若尽全力并给予丹药来救治，不只是自身承蒙福泽，子孙后代也必定会兴盛。）如果伴有气逆呕吐，胃脘部满闷不舒，应艾灸中脘穴五十壮。如果伴有身体轻微地颤抖，是将要出汗的表现，服用姜附汤就会痊愈。如果是少年身体壮实之人，伤寒发病至五六日，精神狂躁，越墙爬屋，是胃中有积热的表现，应服用大通散；病情轻者，服用知母散也可以痊愈。

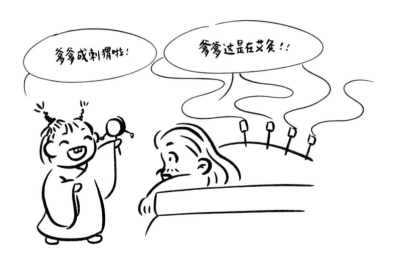

伤寒四经见证

伤寒只有四经，无少阳、厥阴二经。夫寒之中人，如太阳主皮毛，故寒邪先客此经；阳明主胃，凡形寒饮冷则伤之；太阴主脾，凡饮食失节，过食寒物则伤之；少阴主肾，寒水喜归本经也。故伤寒只有四经，若少阳、厥阴主肝胆，如忧思喜怒方得伤之，寒病最少。如耳聋囊缩者，少阴也；寒热口苦，乃阳病也，此四证俱不宜用寒凉药也。（言无少阳、厥阴二经，非通论也。时医见寒热口苦，耳聋胁痛，干呕吐逆，不辨阴阳，不审虚实，动云少阳，首尾小柴胡和解以为稳妥。不知虚阳提越，内阴愈甚，变为躁扰不安，胸膈痞闷，口渴谵妄，脉体弦急；更云内热已深，轻则泻心、白虎，重则陷胸、承气，不至冰脱不已。至若厥阴，标阴本风，中见火化，证来错杂，人多不识，误死者多矣。）

[**提　要**]　本段主要阐述伤寒四经见证。

[**白话解**]　伤寒病辨证只有四经，即太阳、阳明、太阴、少阴，没有少阳、厥阴二经。寒邪侵袭人体，因太阳经主表主皮毛，所以寒邪先侵入太阳经；阳明经主胃腑，一切形体受寒、饮食生冷都会损伤胃气；太阴经主脾脏，一切饮食没有节制、过食寒凉食物都会损伤脾脏；少阴经主肾脏，寒凉之性的邪气容易侵袭本经。所以，伤寒病辨证只有四经，像少阳经、厥阴经主肝胆，忧思喜怒才能损伤二者，因寒致病者最少。像耳聋、阴囊上缩者，病属少阴；寒热交替、口苦者，属阳病，这四种症状都不宜使用寒凉药物。（文中说没有少阳、厥阴二经，并不全是这样。医者见到患者有寒热交替、口苦、耳聋、胁痛、干呕、吐逆的症状，不分辨疾病的阴阳属性，不审察疾病的虚实特点，动不动就断定为少阳病，从始到终都使用小柴胡汤和解少阳，认为很是稳妥。却不知道体内虚阳浮越于表，体内阴气会更加偏盛，患者会表现出躁扰不安、胸膈痞塞满闷、口渴、精神错乱、脉象弦急；有的医者甚至认为内热已深，轻则使用泻心汤、白虎汤，重则使用陷胸汤、承气汤，不把阳气耗尽誓不罢休。如果病变至厥阴经，标属阴而本属风，中见火化，证候错杂，大部分医者都不会辨识，耽误病情导致患者死亡的太多了。）

太阳见证

太阳寒水，内属膀胱，故脉来浮紧，外证头疼发热，腰脊强，惟服平胃散，至六七日，出汗而愈。盖胃气不虚，传遍经络自愈也。仲景以为阳证，乃与凉药随经而解，反攻出他病，甚者变为阴证，六脉沉细，发厥而死。急灸关元，乃可复生。如本经至六七日发战者，欲作解而阳气少也，服姜附汤出汗而愈。（仲景圆机活法，论中救误者甚多，何尝能误人哉！其误人者，乃后人误用仲景法而误之耳，于仲景何尤。）

[**提　要**]　本段主要论述太阳病证治。

[**白话解**]　足太阳膀胱经性属寒水，在内络属于膀胱，所以病变之后表现出脉象浮紧，外证出现头痛发热、腰脊强痛，只要服用平胃散，到六七天以后，就会出汗而痊愈。大概因为胃气不是很虚弱，邪气传遍经络之后自然就会痊愈。仲景以为是阳证，给予寒凉药物进行治疗，反而误诊误治变生他病，甚至变为阴证，六脉沉细，出现厥脱而死亡。赶紧艾灸关元穴，尚可以挽救性命。如果本经病证，到了六七天的时候，表现为战栗发抖，是病将痊愈但阳气不足的原因，服用姜附汤助阳发汗后就会痊愈。（仲景治疗方法灵活变通，《伤寒论》中记载挽救被误治的患者实在太多了，怎么会误治别人呢？那些误治的，是后人误用仲景之法而造成的，与仲景有什么关系呢？）

阳明见证

阳明燥金，内属于胃，六脉浮紧而长，外证目痛发热，手足温，呻吟不绝，服当归柴胡汤、平胃散。仲景反言热深厥亦深，此误也。若果发昏厥，两目枯陷不能升者，急灸中脘五十壮，渐渐省人事，手足温者生，否则死。（仲景厥阴证中，有厥热多寡之论，不过验邪正之进退，察阴阳之消长，示人为治之活法，无偏无倚，何误之有。）

[提　要]　本段主要论述阳明病证治。

[白话解]　足阳明胃经性属燥金，在内络属于胃，所以病变之后表现出脉象浮紧而长，外症出现目痛发热、手足自温、不停地呻吟，宜服当归柴胡汤、平胃散。仲景却说，内热愈盛则肢冷愈严重，这是不正确的。如果真是昏厥发作，两目塌陷，不能升举，应立即灸中脘穴五十壮，待患者慢慢恢复神志，手足渐温者则能生还，不然就会死亡。（仲景厥阴证中，有关于冷热多少的论述，不过是查验正邪进退之势，审察阴阳消长的方法，向人们展示医治疾病的灵活方法，不偏不倚，有什么错误呢？）

太阴见证

太阴湿土，内属于脾，其脉弦紧，外证不呻吟，四支不痛，身不甚热，时自汗自利，手足冷，多痰唾，服保元丹、姜附汤，十日后汗出而愈。（此证温治若早，愈亦甚速，稍不审察，害人亦易。）又一证，发黄、生紫斑、咽干燥、噫气者，此名阴燥、阴黄，服钟乳粉，十日后汗出而愈。庸医或误认阳证，凉之即死。

[提　要]　本段主要论述太阴病证治。

[白话解]　足太阴脾经性属湿土，在内络属于脾，所以病变之后表现出脉象弦紧，外症出现不呻吟、四肢不痛、身体发热不严重、时有汗出和腹泻、手足发凉、咳痰较多等症状，服用保元丹、姜附汤，十天后汗出就会痊愈。（这种病证，如果较早使用温补法治疗，也会很快痊愈，稍微审察不仔细，很容易伤人性命。）又有一种病证，面色发黄、身上生紫斑，咽部干燥，打饱嗝，这种病称为阴燥、阴黄，宜服用钟乳粉，十天后汗出就会痊愈。庸医可能会误认为是阳证，施用凉药导致患者死亡。

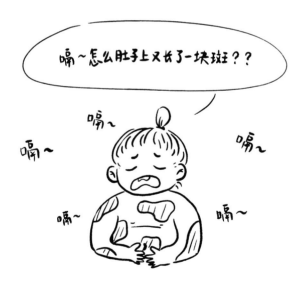

少阴见证

少阴君火内属于肾，其脉弦大，外证肢节不痛，不呻吟，但好睡，足指冷，耳聋、口干、多痰唾，身生赤黑靥，时发噫气，身重如山，烦躁不止。急灸关元三百壮，内服保元丹、姜附汤，过十日汗出而愈。若作阳证，误服凉药，以致发昏谵语，循衣摸床，吐血脉细，乃真气虚，肾水欲涸也。仲景反曰：急下之，以救肾水，此误也。真气既虚，反用凉药，以攻其里，是促其死也。急灸关元三百壮，可保无虞。（少阴本热标寒而又中见太阳。本热之证，固不易治，况标阴为病，千头万绪，变态百出，令人接应不暇。然只在初时体察真切，用灸用温，亦非难事。良由初着一错，贻误到底，害人不少。至若无本热，而又无中见之太阳，一派阴寒，必死无疑。或速灸元元，重投丹附，亦在于觉之早，庶望其生。少阴误治而变诸败逆证，诚为费手。先生之论，专属形脏，故尚温补；仲景之论，惟言气化，故主承制。然论中用温者多，下者不过数条而已。况标本气化，今古难明，非神于仲景之法者不能。倘于急下证而误温，杀人反掌；急温证而误下，冤沉海底。嗟！嗟！医之为道诚难矣。）

[**提　要**]　本段主要论述少阴病证治。

[**白话解**]　足少阴肾经性属君火，在内络属于肾，所以病变之后表现出脉象弦大，外症出现肢体不痛，没有呻吟，但是嗜睡、脚趾发凉，耳聋、口干、咯痰多，身体出现红黑相间的色斑、不时地嗳气、身重如山、烦躁不止等症状。应立即灸关元穴三百壮，内服保元丹、姜附汤，十天后就会汗出而愈。如果误认为是阳证，误服寒凉药物，导致神志不清、胡言乱语、循衣摸床、吐血、脉细，这些都是真元之气虚弱、肾水将要干涸的征兆。仲景却说：应立即使用泻下方法，以挽救肾水，这是错误的。真气既然已经虚损，却误用寒凉药物，以攻伐内里，这是在加速患者的死亡。应立即灸关元穴三百壮，可保性命无忧。（少阴本从热、标从寒，而又与太阳相为表里。本热之证，本来就不容易治疗，何况更有标阴为病，千头万绪，错综复杂，容易变生多种病证，令人应接不暇。然而，只要在刚得病时

审察仔细，用艾灸温热之法，治疗也并非难事。结果一开始就判断错误，延误病情到底，害人性命就太多了。至于患者本来没有热证，也没有见到太阳证，一派阴寒之象，那么，患者必死无疑。如果立即灸关元穴，大量使用丹药、附子等温热之药，也在于察觉较早，患者还有望能够生还。少阴病误治之后产生诸多严重病证，治疗确实棘手。先生的论述，侧重于形体脏腑，所以崇尚温补之法；仲景的论述，明显侧重于气化，所以重点使用承制之法。然而论述中用温补法者居多，用泻下法者不过几条而已。况且标本气化之理，古今都难以说明，除非对于仲景之法运用得出神入化者。倘若对于应该立刻使用泻下之法的而误用温补之法，伤人性命易如反掌；倘若对于应该立刻使用温补之法的而误用泻下之法，真是让病人冤死了。唉！行医之术真是太难了。)

伤风伤寒

脉浮为风，脉紧为寒，仲景分为两途，故有麻黄、桂枝之说，此误也。然伤寒乃太阳本气受伤，不可大汗，但服姜附汤自愈，不必穿凿他求，以为精也。（浮风紧寒，古人通论，解肌发表，定法难磨，仲景不可訾[1]也。至若紧而劲急，或微，或沉，神志稍失其常，形气不能振作，则先生之法，断不可缓。伤风轻浅之证，初起咽疼喉痛，鼻中火出，此风邪外伤毛腠，抑遏阳气，故现此耳。医者不明，误用寒凉，驯致[2]重大。）

---

[1] 訾（zǐ）：说别人的坏话，诋毁。
[2] 驯致：亦作"驯至"，指逐渐达到，逐渐招致。

[**提　要**]　本段主要论述伤风伤寒的证治。

[**白话解**]　脉象浮表示感受风邪，脉象紧表示感受寒邪，仲景将其分为两种病证，所以有麻黄汤、桂枝汤两种治法，这种观点是错误的。然而伤寒是太阳本身正气受到伤损，不可以太过发汗，只要服用姜附汤就会自愈，不必牵强地去寻找其他的方法，认为那样才是聪明的做法。（脉浮表示感受风邪，脉紧表示感受寒邪，古人通常都这样认为，解肌发表，这是固定的治法，仲景是不可以被诋毁的。至于脉象紧而强劲有力，或脉象微弱，或脉象低沉，神志略失清醒，形体精神不能振作，那么先生的方法，必须立即使用。对于病情较轻的伤风病证，病变初起会表现出咽喉疼痛，鼻腔好像冒火一样，这是风邪伤于外在的皮毛腠理，使阳气闭阻遏制，所以表现出上述症状。医者不懂得这种道理，误用寒凉药物治疗，就会使病情逐渐加重。）

挟食冷物

脉沉为胃气寒,紧为冷气盛,滑则食不消。其证头痛、发热、呕吐、心下痞,时或腹痛,服丁香丸、来复丹。若冷物不消,荜澄茄散。胃虚者,平胃散、理中丸。

[提　要]　本段主要论述寒食伤胃的证治。

[白话解]　脉沉表示胃中有寒,脉紧表示冷气偏盛,脉滑表示饮食积滞。症状表现有头痛、发热、呕吐、胃部胀满,有时腹痛,可以服用丁香丸、来复丹。如果胃中寒冷积滞不除,可以服用荜澄茄散。胃气虚弱者,可以服用平胃散、理中丸。

中湿

三四月间，人感潮湿之气，名曰湿病。或六七月，大雨时行，恣饮冰水冷物，亦名中湿，则令人寒热自汗。阳则脉紧，肢节痛，足指温，服术附汤。阴则脉沉而紧，肢节不痛，身凉自利，足指冷，服姜附汤。不可发汗，汗则必发烦躁，虚汗不止，或发黄肿①。若服凉药，则泄泻而死。（先生于此证虽分阴阳，而用附子则一。今人于六七月之交，不辨是寒、是湿，或阴、或阳，动辄云暑，专用寒凉，及至发肿泄泻，而犹云暑毒未清，又行攻下，不至医杀不止，实可痛心。）

---

① 黄肿：多由于脾湿不行导致，表现为面色发黄、身体浮肿。

[提　要]　本段主要论述中湿的证治。

[白话解]　三四月份，人体感受潮湿之气而发病，称之为湿病。或者六七月份，大雨盛行，恣意饮食冰水、寒凉食物，也称之为中湿，就会表现出寒热往来、自汗等症状。阳证可见脉浮紧、肢体关节疼痛、足趾温等症状，可以服用术附汤。阴证可见脉沉而紧、肢体关节不痛、身凉下利、足趾冷等症状，可以服用姜附汤。以上病证，都不可以发汗，发汗后必然会出现烦躁，虚汗不止，或变为黄肿病。如果服用寒凉药物，就会病发腹泻而死亡。（先生虽然将中湿分为阴、阳二证，然而治疗方法都使用附子。现在的人在六七月份之际，不分是寒、是湿，是阴、是阳，动不动就诊断为暑邪致病，专门使用寒凉药物，等到患者身体发肿，腹泻不止，却仍认为是暑毒未清，继续使用攻下方法，直至误治导致患者死亡，实在是让人心痛。）

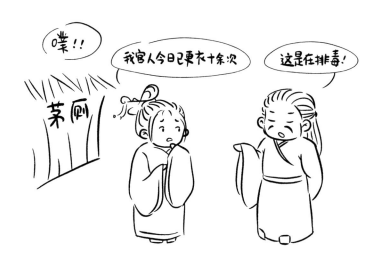

阴毒

　　或肾虚人，或房事后，或胃发冷气，即腹痛烦躁，甚者囊缩，昏闷而死。急灸关元一百壮，内服姜附汤、保元丹可救一二。若迟则气脱，虽灸亦无益矣。（审证的确，即当速救，不可因循，致归绝路。）

　　[提　要]　本段主要讲述阴毒的证治。

　　[白话解]　肾虚的人，或者房事之后，或者胃腑感受寒冷邪气，就会出现腹痛烦躁，严重者出现阴囊上缩，头部昏闷而致死亡。应立即灸关元穴一百壮，内服姜附汤、保元丹，还可以有一线救命的希望。如果治疗延迟就会导致元气虚脱，即便使用灸法也没有意义了。（审察病证准确，就应当立即救治，不可循规蹈矩，以致患者死亡。）

老人伤寒

切忌发汗及吐下。盖元气盛，则邪不能为害，传遍经络自愈。仲景不敢补，反攻邪气，致正气受伤，误人多矣。凡遇此证，只用姜附汤多服，自然解散。（元虚而受攻伤正，何必老人？仲景医之圣者，宁不知此。）

[提　要]　本段主要讲述老人伤寒的证治。

[白话解]　对于老人伤寒病，切忌使用发汗、吐法及下法治疗。因为人体元气盛，邪气就不能伤害人体，传遍经络后自然就会痊愈。仲景不敢使用补法，却攻伐邪气，导致正气受伤，误治的患者太多了。一旦遇到这种病证，只要多服姜附汤，自然就会邪散痊愈。（元气虚弱，而攻伐之法必然损伤正气，又何况是老人呢？仲景是医中之圣，怎么就不知道这个道理呢？）

阴阳换气

　　凡伤寒阳证欲作汗，阴证已加灸，真元欲复，与邪气分争，必发寒战，鼻衄昏迷，牙关微紧，四肢微厥，乃阴阳换气也。一二时辰，自然腋下汗出而愈。（阴阳换气，即今之所谓战汗，须预告病家，令其不必惊骇，否则阖室苍惶，谗言蜂起，彼时一剂误投，遂有生死之判。）

[**提　要**]　本段主要讲述阴阳之气转换的症状机理。

[**白话解**]　凡是伤寒阳证将要出汗，或者阴证已经施用灸法，真元之气将要恢复，与邪气分争之时，必然会发寒战，鼻中出血，神志昏迷，牙关微紧，四肢稍微发凉，这是阴阳之气转换的表现。一两个时辰之后，自然腋下出汗就会痊愈。(阴阳之气转换，相当于现今所说的战汗，必须提前告诉患者及其家属，使其不必担惊受怕，否则全家惊慌失措，诋毁医者的言论一时蜂起，那时再误投一剂药物，就会出现生死立判的结局。)

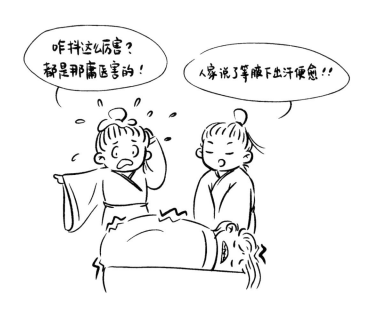

伤寒谵语

凡伤寒谵语，属少阴，仲景属阳明误也。阳明内热必发狂，今只谵语，故为少阴。（仲景皆指神虚，未尝不属少阴也。）急灸关元三百壮。若灸后，仍不止者死。

[提　要] 本段主要讲述伤寒谵语的病证归属。

[白话解] 凡是伤寒谵语，都属于少阴病证，仲景认为其属于阳明病证是错误的。阳明有内热必定会发狂，现在只表现为谵语，所以属于少阴病证。（对于少阴病，仲景都认为是神气衰少，因此，谵语未尝不属于少阴病证。）应立即灸关元穴三百壮。如果施灸后，谵语仍不止者就会死亡。

伤寒衄血

凡鼻衄不过一二盏者，气欲和也，不汗而愈。若衄至升斗者，乃真气脱也，针关元入三寸，留二十呼，血立止；再灸关元二百壮，服金液丹。不然恐成虚劳中满。(当解、当清、当温、当补，审证施治，庶几^①无误。)

[提　要]　本段主要论述伤寒衄血的证治。

[白话解]　凡是鼻中出血不超过一二盏的，是气机将要调和的表现，不出汗就会痊愈。如果出血量达到升或斗的，这是真气将要虚脱的征兆，宜针刺关元穴，进针三寸，留针二十呼，血可以立刻止住；再灸关元穴二百壮，服用金液丹。如果不这样做，恐怕会变生虚劳、中满等病证。(当用和解法、清法、温法、补法，在仔细审察病证后施治，才不致出现失误。)

---

① 庶几：差不多，近似。

劳复

伤寒瘥后，饮食起居劳动则复发热。其候头痛、身热、烦躁，或腹疼，脉浮而紧，此劳复也。服平胃散、分气丸，汗出而愈。若连服三四次不除者，此元气大虚故也，灸中脘五十壮。（劳复证仲景数方，用须斟酌。第一须审邪气之有无，辨寒热之多寡，以施治则无误矣。）

[提　要]　本段主要论述劳复的证治。

[白话解]　伤寒病愈后，饮食起居稍微活动就会再次发热。证候表现为头痛、身热、烦躁，或腹疼，脉浮而紧，这是劳复的症状。应当予服用平胃散、分气丸，汗出后就会痊愈。如果连续服用三四次仍然发热不除，这是元气特别虚弱的缘故，宜灸中脘穴五十壮。（对于劳复证，仲景有好几个方子医治，使用时应当斟酌。第一应当审查邪气的有无，分辨寒热的多少，然后施治就不会有失误。）

汗后大便下赤水或脓血

此乃胃中积热未除，或服丹附而致，宜服黄连当归芍药汤。下脓者，如圣饼化积而愈。《经》云：热虽甚，不死。若阴气盛，则杀人于顷刻，戒之。(热药之过，一凉可解。凉药之误，十热难瘳。又积热易解而易治，沉阴难愈而难明，临证之工大宜体认。)

[提　要]　本段主要论述汗后大便下赤水或脓血的证治。

[白话解]　这是胃中积热没有消除，或者服用丹药、附子之品而导致的，应当服用黄连当归芍药汤。下脓血者，服用如圣饼消导积滞就会痊愈。《黄帝内经》云：发热虽然严重，但不会导致死亡。如果阴气偏盛，就会杀人于一瞬间，一定要引以为戒。(误用热药造成的错误，一使用凉药就可以解除。误用凉药造成的错误，使用十倍的热药也难以治愈。而且，积热容易祛除和治疗，积寒难以温化和辨识，临床医者都应该体察认识到这一点。)

汗后发噫

由于脾肾虚弱，冷气上奔也，服姜附汤、来复丹。（此症当是发呃，若噫证无死人之理，观后二案可见。）

治验

一人伤寒至八日，脉大而紧，发黄，生紫斑，噫气，足指冷至脚面，此太阴证也，最重难治。为灸命关五十壮、关元二百壮，服金液丹、钟乳粉，四日汗出而愈。

一人患伤寒至六日，脉弦紧，身发黄，自汗，亦太阴证也。先服金液丹，点命关穴。病人不肯灸，伤寒唯太阴、少阴二证死人最速。若不早灸，虽服药无效。不信，至九日泻血而死。（不听良言，往往至此。及至证变而下血，俗医犹谓硫黄热迫，痛为排挤，反用寒凉，以下石，至死众口呶呶^①，总咎热药之害，婆心遭谤，不一而足。然有天道，何恤人言。）

---

① 呶呶（náo náo）：多言，喋喋不休。

一人病伤寒至六日，微发黄，一医与茵陈汤。次日，更深黄色，遍身如栀子，此太阴证误服凉药而致肝木侮脾。余为灸命关五十壮，服金液丹而愈。（伤寒发黄，虽有阴阳之异，然脾家阴湿而为阴黄者多，不可不知。）

一人患伤寒，初起即厥逆，脉一息八九至，诸医以为必死。余曰：乃阴毒也，与姜附汤一盏，至半夜，汗出而愈。若以脉数为热，下凉药，必死无疑。（俗医视此，必以为痧证[①]，禁服官料药[②]，专行焠刺，纵饮冷水，不致冰脱不已。）

---

① 痧证：多由感受时疫秽浊之气引起，以发热、胸腹或闷、或胀、或痛，或上吐下泻，或神志昏乱，或皮下青紫等为常见症状的危急外感热病的统称。

② 官料药：经官府审订，准许公开发卖的药。

[**提　要**]　本段主要讲述汗后发噫的证治及验案。

[**白话解**]　出汗后嗳气是由于脾肾虚弱，冷气上逆所致，应当服用姜附汤、来复丹。（这个病证应当是呃逆，如果是嗳气没有致人死亡的道理，看了后面两则医案就会知道这个道理。）

治验

一人病伤寒到第八天，脉大而紧，肤色发黄，身体出现紫斑，噫气，足趾冷至脚面，这是太阴证，最为严重并且难治。为其灸命关穴五十壮、关元穴二百壮，服用金液丹、钟乳粉，四天后汗出而愈。

一人病伤寒到第六天，脉象弦紧，肤色发黄，自汗出，这也是太阴证。让患者先服用金液丹，点按命关穴。患者不肯使用灸法，伤寒中只有太阴、少阴二证致人死亡最为迅速，如果不尽早施灸，即使服用药物也不会有疗效。患者不相信，到第九天泻血而死亡。（不听信良言，往往就会到这种地步。等到病证生变出现下血的症状时，庸医还认为是硫黄性热、迫血妄行所致，被其排挤，颇为心痛，最终误用寒凉药物以落井下石，直至患者死亡大家还议论纷纷，全部归咎于误用热药，苦口婆心却遭到诽谤，类似的事情很多，不能一一列举。然而老天自有公道，何必担忧人们的言论。）

一人病伤寒到第六天，肤色微微发黄，一位医者开了茵陈蒿汤。第二天，黄色加深，遍身色如栀子，这是太阴证误服寒凉药物导致肝木侮脾。为其灸命关穴五十壮，服用金液丹而痊愈。（伤寒发黄，虽然有阴证、阳证之分，然而由于脾为阴湿之邪所困导致的阴黄患者很多，医者不可不知。）

一人病伤寒，发病之初就表现出四肢冰凉，脉搏一息八九至，各位医生都认为必死无疑。我说："这是阴毒证。"给予姜附汤一盏，到半夜，汗出而愈。如果误认为脉数为热证，而用寒凉药物治疗，患者必死无疑。（庸医看到此病，必定会认为这是痧证，禁忌服用官料药，专门施用火针刺，让患者大量饮用冷水，不致冰脱不能停止。）

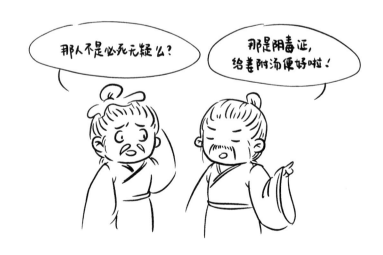

肺伤寒

肺伤寒一证，方书多不载，误人甚多。与少阴证同，但不出汗而愈。每发于正二腊月间，亦头疼，肢节痛，发热恶寒，咳嗽脉紧，与伤寒略同，但多咳嗽耳。不宜汗，服姜附汤，三日而愈。若素虚之人，邪气深入，则昏睡谵语，足指冷，脉浮紧，乃死证也。急灸关元三百壮，可生，不灸必死，服凉药亦死，盖非药可疗也。（肺伤寒之证，今人多认为重伤风，非温平误事，即寒凉杀人。予于此证略有分晓，然不免因人检点。苟遇知己用之无疑，应酬通治，不过姜甘桂辛而已。设概用姜附，往往遭人谤毁。）

治验

一人患肺伤寒，头痛发热，恶寒咳嗽，肢节疼，脉沉紧，服华盖散、黄芪建中汤，略解。至五日，昏睡谵语，四肢微厥，乃肾气虚也。灸关元百壮，服姜附汤，始汗出愈。（此证与雍正六年自春徂[1]夏时气大同。时俗皆禁服药，药则有误，不知非药误人，乃庸人不明此理，妄投凉药之误耳。苟具只眼[2]，焉得有误。）

---

[1] 徂（cú）：及，至。

[2] 只眼：比喻独特的见解。

[**提　要**]　本段主要讲述肺伤寒的证治及验案。

[**白话解**]　肺伤寒这个病证，方书大多没有记载，所以导致很多患者的病情被延误。其症状表现与少阴证相同，只是不出汗就会痊愈。每发病于正月、二月寒冬时节，也会有头疼、肢节痛、发热恶寒、咳嗽脉紧等症状表现，与伤寒大致相同，只是咳嗽出现得更多。治疗时不宜发汗，宜服姜附汤，三天后就会痊愈。如果体质平素比较虚弱，邪气深入就会昏睡谵语，足趾冰凉，脉象浮紧，这是即将死亡的征兆。应立即灸关元穴三百壮，可以保全性命，不灸肯定会死，误服寒凉药物也会死亡，大概没有药物可以医治了。（肺伤寒一证，现今医者多误认为是重伤风，不是用温平类药物延误病情，就是用寒凉药物杀死患者。我对此证有一些个人的见解，然而不免会因为人们的言论而有所收敛，不敢施治。如果能遇到相信我的人就会大胆使用，灵活变通采用这一方法进行治疗，用药不过干姜、甘草、桂枝、细辛这些药物而已。如果一概使用干姜、附子之类，常常会遭人毁谤。）

治验

一人患肺伤寒，头痛发热，恶寒咳嗽，肢体关节疼痛，脉沉紧，服用华盖散、黄芪建中汤，稍微有些好转。到第五天，昏睡谵语，四肢发凉，这是肾气虚弱的表现。为其灸关元穴一百壮，服用姜附汤，才开始出汗向愈。（此证与雍正六年自春至夏时的气候大体相同。世俗之人都禁忌服用药物，只要服药就会有差错，却不知道不是药物耽误了病人，而是庸医不明白其中的道理，大量使用寒凉药物而延误了病情的缘故。如果医者能深明医理，又怎么会有失误呢？）

疽疮

有腰疽、背疽、脑疽、腿疽，虽因处以立名，而其根则同。方书多用苦寒败毒之药，多致剥削元气，变为阴疽，侵肌蚀骨，溃烂而亡。不知《内经》云：脾肾气虚，寒气客于经络，血气不通，着而成疾。若真气不甚虚，邪气不得内陷，则成痈。盖痈者，壅也。血气壅滞，故大而高起，属阳易治。若真气虚甚，则毒邪内攻，附贴筋骨，则成疽。盖疽者，阻也。邪气深而内烂，阻人筋骨，属阴难治。其始发也，必憎寒、壮热，急服救生汤五钱，再服全好。甚者，即于痛处，灸三五壮。（阴疽即三五十壮，亦不为过。）如痛者属阳，易治。若不痛，乃疽疮也，急服保元丹，以固肾气。若用凉转药，则阳变为阴，或不进饮食而死，急灸关元可生。

（近世疡医，只记一十三味方，不问邪之深浅，感之重轻，顶之起不起，色之红不红，不辨五美①，不审七恶②，概用此方，更

---

① 五美：也称"五善"，指饮食如常、实热而大小便涩、内外病相应、肌肉好恶分明、用药如所料等五种预后良好的情况。

② 七恶：指七种预后较差的情况。第一种，渴而发喘、眼角向鼻、泻利无度、小便如淋；第二种，气绵绵而脉涩、与病相反，脓血既泄、肿尤甚，脓色臭败，痛不可近；第三种，目不了了、睛明内陷、黑睛紧小、白睛青赤、瞳子上视；第四种，喘粗短气、恍惚嗜卧、面青唇黑、便污未溃，肉黑内陷；第五种，肩背不便、四肢沉重、已溃青黑、腐筋骨黑；第六种，不能下食、服药而呕、食不知味、发痰呕吐，气噎痞塞、身热自汗、耳聋惊悸、语言颠倒；第七种，声嘶色败、唇鼻青赤、面目四肢浮肿等。

加凉解。即见纯阴冷毒，而犹云半阴半阳，总以发散解毒为良法，及至寒凉冰伏，尚云毒盛内攻。或见神情躁扰，终认火热未清。小证变大，浅证变深。若遇大证，未有不受其害者。世谓外科拉折腿，医亦不尽然。人之无良，亦或有之，其余实由学问未精，识证不确，阴阳错乱，虚实混淆，变证之来，全然不晓，有似故意害人，其实非本心也。）

治验

一人病脑疽六日，危笃不进饮食，余曰：年高肾虚，邪气滞经也。令服救生汤，即刻减半，夜间再进一服全安。

一人忽患遍身拘急，来日阴囊连茎肿大如斗，六脉沉紧。余曰：此阴疽也，幸未服解毒凉药。若服之，则茎与睾丸必皆烂去而死。急令服救生汤五钱，又一服全安。

一老妇脑后作痛，憎寒拘急。余曰：此欲发脑疽也。急服救生汤，三服全愈。（余治一妇，新产深居密室，头面遍体生札马疔，外科与清火败毒药二剂，立时消去，其家甚喜。次日，胸中气闷，渴燥不已，神气异常。至晚腹痛泄泻，身热体倦，呕恶不食。疡医云，暑毒内攻，更与连、栀凉剂，煎讫将进。适余至，诊其脉空散无根，一息七八至，乃里虚毒陷也，即以异功加姜附饮之。次日，泻止，神清，食粥不呕。又一剂，而札马疔仍复发出，亦不如前之痛苦矣。夫札马疔小疾耳，凉解一误，尚变脱陷，况大毒乎！记此以为疡医寒凉之戒。精方脉者，亦不可不明此理。）

凡一切痈疽发背，疔疮乳痈疖毒，无非寒邪滞经，只以救生汤服之，重者减半，轻者全安，百发百中。

[**提　要**]　本段主要讲述疽疮的证治及验案。

[**白话解**]　疽疮有腰疽、背疽、脑疽、腿疽等种种不同，虽然根据各自的所处部位而命名，但其病因病机大致相同。方书记载多用苦寒败毒之药治疗疽疮，常常导致元气大大受损，变成阴疽，侵蚀肌骨，最后全身溃烂而亡。却不知道《黄帝内经》曾说：脾肾气虚，寒气侵入经络，导致气血不通，寒气留滞不去而发病。如果真气不是很虚弱，邪气就不会内陷，只是在肌表发为痈。痈者，壅也，气血不通之意。气血堵塞不通，所以在皮肤表面形成肿起的团块，病性属阳而容易治愈。如果真气非常虚弱，那么毒邪侵入人体深部，滞留腐蚀筋骨，就会发为疽病。疽者，阻也，拦截之意。邪气深入致筋骨腐烂，筋骨营养受阻，病性属阴而难以治愈。疽疮刚开始发病时，肯定有怕冷、高热的症状，立即服用救生汤五钱，服用两次就会痊愈。病情严重的，在病痛处灸三到五壮。（阴疽可以灸三十到五十壮，也不为过。）如果病发疼痛，则病性属阳，容易治愈。如果没有疼痛表现，那就是疽疮，应立即服用保元丹，以保护肾气。如果使用寒凉的药物，那么病性就会从阳变为阴，有的表现为不想吃饭而最终导致死亡，立即灸关元穴可以保全性命。

（现今治疗疮疡的外科医生，只记十三味方药，不论病邪之深浅，病情之轻重，疽疮之顶起与否，颜色红与不红，不辨五善，不审七恶，一概使用此方治疗，甚至使用寒凉药物。即使遇见阴毒之证，却仍说是半阴半阳，认为发散解毒是最佳的治疗方法，等到寒凉邪气被抑遏在内，还认为是热毒太盛侵袭人体。有时遇见神情烦躁不安的患者，最终被认为是火热邪气未清。致使小证变大，浅证变深。如果遇到疑难大病，没有不受其害的。世人都说外科医生能把病人腿拉断，并不是所有的医生都这样。人没有良心，可能有的人会这样，其实很多情况都是由于医术不精，辨证不准确，混淆阴阳、虚实之证，对于变证的出现全然不知，看起来好像是故意害人，其实并不是医生的本意。）

治验

一患者病发脑疽已经六天，病情危重不进饮食，我说："这是年龄大而肾气虚弱，邪气留滞经络的结果。"让患者服用救生汤，病情立刻减半，夜间又服用一剂药物后痊愈。

一患者忽然全身拘挛疼痛，第二天阴囊和阴茎肿大如斗，六脉沉紧。我说："这是阴疽证，幸好患者还没有服用清热解毒的寒凉药物。如果服用上述药物，那么阴茎和睾丸必定会全部溃烂而导致死亡。"立即让患者服用救生汤五钱，服用第二剂后患者已经痊愈。

一老年妇女脑后枕部疼痛，怕冷、四肢拘挛。我说："这是将要发作脑疽的征兆。"立即让患者服用救生汤，三剂后痊愈。（我治疗过一位妇人，刚生完孩子住在密不透风的屋子里，头面及全身出现札马疔，外科医生予以清热解毒药二剂，服用后立即消退，家人很是欢喜。第二天，妇人自觉胸闷，烦躁口渴，神志异常。到晚上腹痛泄泻，身体发热倦怠，呕吐不能进食。外科医生说，这是暑毒内攻，又开了黄连、栀子等寒凉药物，煎好药后将要服用。恰好这时，我赶到了，发现她的脉又空又散又没有根基，一息七八次，这是正气不足、邪气内陷造成的，立即让她服用异功散加姜附汤。第二天，患者腹泻已止，神志已清，吃粥不再呕吐。又服用一剂，札马疔又发出来了，但也不像之前那样痛苦难忍了。札马疔是个小病，误用寒凉药物医治，尚且可以变生脱陷重证，更何况更加严重的疾病。记下这个病例，意在提醒外科医生注意，一定要慎用寒凉药物。精通于诊脉处方的人，也不能不知道这个道理。）

凡一切痈疽发背，疔疮乳痈疖毒，无非就是寒邪留滞经络，只要服用救生汤，严重者病情减半，病情较轻者可以痊愈，每治必见效。

喉痹

此病由肺肾气虚，风寒客之，令人颐颔粗肿，咽喉闭塞，汤药不下，死在须臾者，急灌黄药子散，吐出恶涎而愈。此病轻者治肺，服姜附汤，灸天突穴五十壮亦好；重者服钟乳粉，灸关元穴，亦服姜附汤。

治验

一人患喉痹，痰气上攻，咽喉闭塞，灸天突穴五十壮，即可进粥，服姜附汤，一剂即愈，此治肺也。

一人患喉痹，颐颔粗肿，粥药不下，四肢逆冷，六脉沉细。急灸关元穴二百壮，四肢方暖，六脉渐生，但咽喉尚肿，仍令服黄药子散，吐出稠痰一合①乃愈，此治肾也。

一人患喉痹，六脉细，余为灸关元二百壮，六脉渐生。一医曰：此乃热证，复以火攻，是抱薪救火也。遂进凉药一剂，六脉复沉，咽中更肿。医计穷，用尖刀于肿处刺之，出血一升而愈。盖此证忌用凉药，痰见寒则凝，故用刀出其肺血，而肿亦随消也。

（先生治肺治肾之法，千古卓见。况咽喉之证，风火为患，十有二三，肺肾虚寒，十有八九。喉科不明此理，一味寒凉，即有外邪，亦致冰伏，若元本亏损，未有不闭闷致死者。所以咽喉

---

① 一合：为中国古代计量单位，十合为一升。

妙法，第一开豁痰涎，痰涎既涌，自然通快，然后审轻重以施治，姜附、灼艾，诚为治本之法，但人多畏之，而不肯用耳。然当危急时，亦不可避忌，强为救治，亦可得生也。至于刺法，亦须知之。雍正四年，咽喉证甚行。友人之子沈礼庭亦患喉痹，次日即烂。予诊其两寸无力，两尺空散，乃阴虚火动，以七味丸作汤与服一剂，证虽未减而痛势少缓。邻家强其延喉科视之，彼医笑予动辄用热药，不知此乃阳明热甚证，火性急速，故一日而喉即腐溃，岂可用温补剂耶！乃投白虎二剂，服未半，而神气改常，语言错乱，甚至颠倒不眠。其家惶急，复延予。予诊其脉，乱而八九至。予曰：果病阳明燥火，石膏实为良剂。今系无根之焰，而妄用白虎，使胃络陷下，而不能上通，故心神失守。以归脾汤加桂饮之，甫[1]一剂而神恬脉静矣。噫！彼喉科一无学之人，妄为评品大方，乱投汤药，几至杀人，亦愚矣。）

---

① 甫：刚刚，才。

[提　要]　本段主要讲述喉痹的证治及验案。

[白话解]　喉痹一证，多由肺肾气虚，风寒之邪乘机侵袭，使人面颊下巴粗肿，咽喉阻塞不通，汤药不能下咽，生死就在一刻之间，立即给患者灌服黄药子散，让其吐出涎液后痊愈。对于病情较轻者，应治疗肺脏，服用姜附汤，或艾灸天突穴五十壮也会痊愈；对于病情较重者，应服用钟乳粉，或艾灸关元穴，也可以服用姜附汤。

治验

一人患喉痹，痰气交结上攻，咽喉阻塞不通，灸天突穴五十壮后，就可以吃粥，服用姜附汤，一付药就痊愈，这是从肺进行治疗。

一人患喉痹，面颊下巴粗肿，粥和药都吃不下，四肢冰凉，六脉沉细。立即灸关元穴二百壮，四肢才渐渐恢复温度，六脉逐渐缓和，但是咽喉仍然肿塞，仍然让他服用黄药子散，吐出稠痰一合后痊愈，这是从肾进行治疗。

一人患喉痹，六脉很细，给他灸关元穴二百壮，六脉逐渐调和。一位医生说："这是热证，再用火热疗法，无异于抱薪救火。"于是，给病人开了一付凉药，六脉又出现沉象，咽部肿得更厉害了。医者无计可施，用尖刀刺肿处出血，出血一升后痊愈。此证忌讳使用寒凉药物，痰遇寒邪就会凝结，所以，用刀刺出其肺血，肿处也就随着消退了。

（先生从肺、从肾入手治疗喉痹之法，真是千古卓见。况且咽喉病证，风火之邪为患占十分之二三，肺肾虚寒所致占十分之八九。历来喉科不明白这个道理，只知一味地使用寒凉药物，即使有外邪也会导致邪气受寒凝滞，如果素体元气不足，没有不因为邪气郁闭于内而导致死亡的。所以，治疗咽喉疾病的方法，第一是开豁痰涎，痰涎得以排出，则咽喉自然通气畅快，然后审察病情轻重进行治疗，干姜、附子、艾灸等温热之法，才是治本之道，但是人们大都有所畏惧，因此不愿意使用这些方法。然而，当病情危急的时候，也不能顾忌太多，勉强为其救治，也可以让患者保全性命。至于针刺之法，也应该会使用。雍正四年，咽喉病证很是流行。我朋友的儿子沈礼庭也患上了喉痹，第二天咽喉就已经溃烂。我为其诊脉，两手寸部无力，两尺空散，属于阴虚火动之类，将七味丸做成汤剂让其服用一剂，病势虽然没有得到控制，但疼痛稍微缓解。邻居非要让其请喉科医生诊视，那个医生嘲笑我动不动就爱用热药，却不知道这是阳明大热证，火性急速，所以发病一天咽喉就会溃烂，怎么可以用温补药物呢！于是用白虎汤二剂，药物还没服完一半，患者就出现神志异常，语言错乱，甚至白天黑夜颠倒，不能正常睡眠。其家人惊慌着急，又邀请我去为其诊治。我诊其脉象，散乱且至数达到八九次。我说："如果确实属阳明燥火为患，石膏确实是非常好的药物。现在是无根的虚火，却乱用白虎汤，使胃气陷下而不能上通，所以出现心神失守。"用归脾汤加肉桂让其饮用，只服用一剂就神志安定而脉象调和。唉，咽喉科一个没有才学的医生，肆意评论别人的方药，胡乱投以汤药，差点儿杀死患者，真是愚蠢哪！）

虚劳

此病由七情六欲^①，损伤脾肾。早尚易治，迟则难愈，必用火灸，方得回生。若用温平药及黄芪建中、鳖甲饮之类，皆无益于病，反伤元气。其证始则困倦少食，额上时时汗出，或自盗汗，口干咳嗽，四肢常冷，渐至咳吐鲜血，或咯血多痰。盖肾脉上贯肝膈，入肺中，肾既虚损，不能上荣于肺，故有是病，治法当同阴证治之。先于关元灸二百壮，以固肾气，后服保命延寿丹，或钟乳粉，服三五两，其病减半，一月全安。若服知、柏、地黄、当归之属，重伤脾肾，是促其死也。切忌房事。然此病须早灸，迟则无益，丹药亦不受矣，服之反发热烦，乃真脱故也。若童男女得此病，乃胎秉怯弱，宜终身在家。若出嫁犯房事，再发必死。

治验

一人病咳嗽，盗汗，发热，困倦，减食，四肢逆冷，六脉弦紧，乃肾气虚也。先灸关元五百壮，服保命延寿丹二十丸，钟乳粉二钱。间日，服金液丹百丸，一月全安。

---

① 六欲：中国古代对情感的一种分类。指目欲（贪美色）、耳欲（贪美音）、鼻欲（贪香味）、舌欲（贪美食）、身欲（贪享乐）、意欲（贪声色）。泛指本能的生理需求或欲望。

一人病咳嗽，证脉与上条同，但病患怕灸，只服延寿丹五十粒，金液丹百粒，钟乳粉二两，五日减可，十日脉沉缓，乃真气复也。仍服前药，一月全安。盖此病早治，不灸亦可，迟必加灸，否则难治。

一幼女病咳嗽，发热，咯血，减食。先灸脐下百壮，服延寿丹、黄芪建中汤而愈。戒其不可出嫁，犯房事必死。过四年而适人，前病复作。余曰：此女胎禀素弱，只宜固守终老。不信余言，破损天真，元气将脱，不可救矣。强余丹药服之，竟死。

一人额上时时汗出，乃肾气虚也，不治则成痨瘵。先灸脐下百壮，服金液丹而愈。

一人夜多虚汗，亦肾气虚也，服全真丹、黄芪建中汤而痊。

一妇人产后虚汗不止，乃脾肾虚也，服金液丹、全真丹、当归建中汤而愈。凡童男女秉气虚、多汗者，亦同此治。

一人每日四五遍出汗，灸关元穴亦不止，乃房事后，饮冷伤脾气，复灸左命关百壮而愈。

一妇人伤寒瘥后转成虚劳，乃前医下冷药，损其元气故也。病患发热咳嗽、吐血少食，为灸关元二百壮，服金液、保命、四神、钟乳粉，一月全愈。（脾肾者先后天之本与元也，虚劳之病虽有五脏之殊，其原皆由于脾肾受病，而脾肾之治殊难见效。不知肾之元于生阳，脾之本于焦火，温温不息，元本日充，自然真水流行，津液四布，神精内守，烟焰不生，五脏无偏颇之虞，水火有交济之益，何难治之有哉！奈何世人不察，习用寒凉不败不已。间有知脾肾之当保者，不过玉竹、沙参、生脉、六味温平之剂而已，知先生之法者有几人哉！但恨起石无真，钟乳多伪，合丹救济亦属徒然。惟有艾火庶可求全，人又不肯耐疼忍痛，应名数痏，此证之获愈者，所以千百而无一二也。予具热肠，动违庸俗，明知难起之疾，勉投桂附，十中亦起一二。其终不愈者，不免多口之来，予亦无庸置辨。彼苍者天，谅能默鉴予救世之衷也。因略举治愈数人，附记于后，以为吾党型式，俾知温补之可以活人，而不为流俗所惑，不因谤毁缩手也。）

（友人沈荫昌兄，因患伏兔疽，脓血过多，有伤元本，变为虚劳。服滋阴剂过多，喘急吐血，饮食少进。予诊之脉弦急，有七八至，面色纯青，喘咳气急，卧难着席，身热汗出，涎沫不收，虚脱之证已悉见矣。又贫乏无力用参，乃予建中，重投芪桂，一服而喘定安眠，涎沫与血俱减大半。第病久而脾肾过伤，胃气难复，投桂附加参钱许，月余而痊。）

（王在庭之室，病虚劳十余载。喘促吐沫，呕血不食，形体骨立，诸医束手，延予诊视。见其平日之方，皆滋阴润肺，温平之剂。予曰：以如是之病，而乃用如是之药，自然日趋鬼趣，焉望生机？独不思仲景云，咳者则剧，数吐涎沫，以脾虚也。又昔贤云：肾家生阳，不能上交于肺则喘。又云：脾虚而肺失生化之原则喘。今脾肾败脱，用药如此，焉望其生。乃重投参芪姜附等，二剂而喘定；缘泄泻更甚，再加萸、蔻十余剂而病减十七；又灸关元，因畏痛只灸五十壮，迄今十余年而形体大健矣。）

（一中年妇，夜热咳嗽，本小疾耳，为张、李二医合用滋阴退热药月余，致面青脉急，喘促，吐血呕沫日数升，饮食不进，二医束手，覆而不治。予为重用参附十余剂而安。此非其本原受亏，乃药误所致，故收功易也。）

[**提 要**] 本段主要讲述虚劳的证治及验案。

[**白话解**] 虚劳多由于七情六欲过度，损伤脾肾所致。病初尚且容易治疗，病久就难以治愈，一定要使用艾灸之法，才能保全性命。如果使用温平药物以及黄芪建中、鳖甲饮之类，对病情都没有好处，反而会损伤元气。本病初起多表现为困倦乏力，饮食减少，额头时时汗出，或自汗、盗汗，口干咳嗽，四肢常常发凉，渐渐出现咳吐鲜血，或咯血多痰。大概是因为肾脉上贯肝膈，入肺中，肾脏已经虚损，不能上荣于肺，所以发为本病，治法与阴证治法相同。宜先灸关元穴二百壮，以固护肾气，然后服用保命延寿丹，或钟乳粉，服用三五两后，其病情已经减半，一个月后痊愈。如果服用知母、黄柏、地黄、当归之类的药物，会严重损伤脾肾，加速患者的死亡。患本病者一定要禁忌房事。但这种病一定要尽早施灸，病久再灸就没有意义了，服用丹药身体也不会接受，服用之后反而会发热烦躁，这是元气虚脱的表现。如果未婚男女患有此病，是先天胎元禀赋虚弱，宜终身在家不得婚嫁。如果出嫁犯房事，一定会再犯而导致死亡。

治验

一人患咳嗽，盗汗，发热，困倦，饮食减少，四肢冰凉，六脉弦紧，这是肾气虚弱的表现。先灸其关元穴五百壮，服用保命延寿丹二十丸，钟乳粉二钱。隔一天，服用金液丹百丸，一个月后痊愈。

一人患咳嗽，病证和脉象同上，但是患者害怕艾灸，只服用了延寿丹五十粒，金液丹一百粒，钟乳粉二两，五天后症状缓解，十天后脉象沉缓，这是真气恢复的表现。继续按前方服用，一个月后痊愈。大概此病应该及早治疗，不施用灸法也可以；病久一定要用灸法，不然难以治愈。

一女童患有咳嗽，发热，咯血，饮食减少。先灸脐下关元穴一百壮，服用延寿丹、黄芪建中汤后痊愈。予告诫其不可以出嫁，犯房事后必定会死亡。过了四年嫁人后，虚劳病又犯了。我说：这个人先天胎元禀赋虚弱，只应该固守自身直至老去。你们不信我的话，损伤其先天真气，元气将要虚脱，没有办法可以挽救。勉强让我开丹药给其服下，但终究还是死了。

一人额头上不时地出汗，这是肾气虚弱的表现，不治疗的话就会发展成为虚劳。先灸脐下关元穴一百壮，服用金液丹后痊愈。

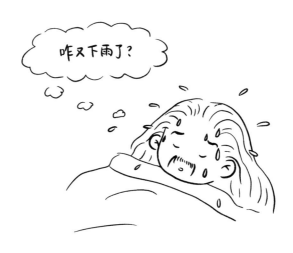

　　一人夜里经常出虚汗，这也是肾气虚弱的表现，服用全真丹、黄芪建中汤后痊愈。

　　一妇人产后经常出虚汗，这是脾肾虚弱的缘故，服用金液丹、全真丹、当归建中汤后痊愈。凡是未婚男女禀赋虚弱、容易出汗的，也可以用本方法进行治疗。

　　一人每天出汗四五次，灸关元穴后也不能停止，这是房事后，饮用寒凉损伤脾气的缘故，再灸左侧命关穴一百壮痊愈。

　　一妇人伤寒痊愈后转成虚劳证，是由于先前大夫为其使用寒凉药物，损伤了元气。患者发热咳嗽、吐血、饮食减少，为其灸关元穴二百壮，服用金液丹、保命丹、四神丸、钟乳粉，一个月后痊愈。（脾肾是先后天的根本，虚劳病虽然有五脏之分，其根本都源于脾肾受损，而脾肾病的治疗很难见到疗效。不知肾的根本在于生化之元阳，脾的根本在于三焦之相火，温热源源不断，脾肾的根本每天得到充益，自然就会真水流通，津液四布，精神内守，邪火就不会发生，五脏气血调和，水火交济适宜，怎么会有难治的呢！然而医者不仔细审察，习惯用寒凉药物直至败坏患者身体为止。偶然有人知道脾肾应该加以保护，但用药也不过玉竹、沙参、生脉饮、六味丸等温平之剂，能通晓先生治病之法的能有几个人啊！只是痛恨阳起石没有多少是真的，钟乳石大部分是假的，即便拿来配成丹剂使用也是徒劳无功。只有艾灸尚可以保证疗效，而人们又不肯忍耐疼痛，回想起患有这类疾病的患者，这种病证能够治愈的，千百个患者中也没有一两个。我很是热心，医治行为常常会违背庸俗之见，明知道是难治的疾病，勉强使用肉桂、附子之类的药物，十个患者中也有一两个可以好转。最终没有挽救的患者，不免会招致诸多议论，我也不必去争辩。苍天在上，想必能够看到我济世活人的衷心。因此略举几个治愈的案例，附记于后，作为我的医治风格，以使大家知道温补之法可以救人性命，而不会被世俗治法所迷惑，也不会因为谗言诋毁而不去行医。)

（我的朋友沈荫昌的兄弟，因为患有伏兔疽，流脓血过多，损伤元气，变成虚劳病。服用过多滋阴药物，出现喘急、吐血、饮食减少等症状。我为其诊脉，脉象弦急，脉率七八至，面色发黑，咳喘气急，难以平卧，身热汗出，涎沫不能自已，虚脱之象全部都表现出来了。因其经济条件较差，无力购买人参，我给他开了建中汤，大量使用黄芪、肉桂，服用一剂药之后喘定安眠，涎沫与吐血均减少大半。但是，由于病久损伤脾肾太过，胃气难以恢复，于是用桂附之剂加人参一钱，一个月左右痊愈。）

（王在庭的妻子，患虚劳病已经十多年了。喘促气急，涌吐涎沫，口中呕血，不能吃饭，形体消瘦，只剩皮包骨头了，诸多医生束手无策，邀请我前去会诊。发现其平时所用的方子，都是滋阴润肺、性味温平的方剂。我说："像你这样的病，反而用这样的药物，自然病情会一天天恶化，怎么可能会有生机呢？却不思考仲景所说，咳嗽严重的，经常吐涎沫，这是脾虚的缘故。"曾经有医家说过："肾脏生化阳气，不能上交于肺就会发生喘促。"又有医家说："脾虚则肺就会失去生化之源而发生喘促。"现在脾肾衰败、虚脱，却用这些药物治疗，怎么会有生还的希望呢！我于是重用人参、黄芪、干姜、附子等药物，二剂之后，喘促平复；因为泄泻严重，又加吴茱萸、肉豆蔻十余剂后，其病好转十分之七；又为其灸关元穴，因为患者害怕疼痛，所以只灸了五十壮，到现在已经十多年了，其形体仍然很康健。）

（一位中年妇女，夜晚发热咳嗽，本来只是小病，被张、李二位大夫用滋阴清热药治疗一个多月后，导致面色发青，脉急数，气息喘促，每天呕吐血和涎沫数升，饮食不下，二位医生束手无策，将其盖好而辞去治疗。我为其开方，重用人参、附子，十多付药后痊愈。这不是由于其本元之气亏损，而是误用药物所导致，所以见效比较容易。）

中风

　　此病皆因房事、六欲、七情所伤。真气虚，为风邪所乘，客于五脏之俞，则为中风偏枯等证。若中脾胃之俞，则右手足不用；中心肝之俞，则左手足不用。大抵能任用，但少力麻痹者为轻，能举而不能用者稍轻，全不能举动者最重。邪气入脏则废九窍，甚者卒中而死。入腑则坏四肢，或有可愈者。

　　治法：先灸关元五百壮，五日便安。次服保元丹一二斤，以壮元气；再服八仙丹、八风汤则终身不发。若不灸脐下，不服丹药，虽愈不过三五年，再作必死。然此证最忌汗、吐、下，损其元气必死。大凡风脉，浮而迟缓者生，急疾者重，一息八九至者死。（中风之证，古方书虽有中脏、中腑、中经脉之别，然其要不过闭证与脱证而已。闭证虽属实，而虚者不少，或可用开关、通窍、行痰、疏气之剂。关窍一开，痰气稍顺，急当审其形藏，察其气血，而调治之。更视其兼证之有无，虚实之孰胜，或补或泻；再佐以先生之法，庶几为效速，而无痿废难起之患矣。至若脱证，唯一于虚，重剂参附或可保全，然不若先生之丹艾为万全也。予见近时医家，脱证已具三四，而犹云有风有痰，虽用参附而必佐以秦艽、天麻、胆星、竹沥冰陷疏散。是诚不知缓急者也，乌足与论医道哉。）

治验

一人病半身不遂，先灸关元五百壮，一日二服八仙丹，五日一服换骨丹，其夜觉患处汗出，来日病减四分，一月痊愈。再服延寿丹半斤，保元丹一斤，五十年病不作。千金等方，不灸关元，不服丹药，惟以寻常药治之，虽愈难久。

一人患左半身不遂，六脉沉细无力。余曰：此必服峻利之药，损其真气，故脉沉细。病者云：前月服捉虎丹，吐涎二升，此后稍轻，但未全愈耳。余叹曰：中风本因元气虚损，今服吐剂，反伤元气，目下虽减，不数日再作，不复救矣。不十日，果大反复，求治于余，虽服丹药，竟不能起。

[**提　要**]　本段主要讲述中风的证治和验案。

[**白话解**]　中风病多由房事过度、七情六欲所伤而导致。真元之气虚弱，风邪趁虚侵袭，侵犯五脏经络的腧穴，就会发生中风偏枯等病证。如果风邪侵袭到脾、胃经络的腧穴，就会出现右侧手脚活动不利的症状；侵袭到心、肝经络的腧穴，就会出现左侧手脚活动不利的症状。一般来讲，如果能够生活自理，只是感觉乏力、麻木者病情为轻，四肢能够抬举但不能发挥正常功能者病情稍轻，完全不能动者病情最为严重。邪气侵入五脏就会出现九窍废用的情况，严重者会因为突发中风而死亡。邪气侵入六腑就会损伤四肢，有的可以痊愈。

治法：宜先灸关元穴五百壮，五天后病情便会好转。再服用保元丹一二斤，以补壮元气；再服用八仙丹、八风汤则终生不会再发。如果不灸脐下关元穴，不服用丹药，即使痊愈也不会超过三五年就会再发病，必定会导致死亡。然而，中风病最忌讳使用汗、吐、下方法，损伤元气之后必定会死亡。凡是感受风邪的脉象，浮而迟缓者可以保全性命，脉象急数者病情严重，脉率一息八九至者就会死亡。（中风之证，古代医书中虽然有中脏、中腑、中经脉的区别，然其要点不过是闭证与脱证之分别罢了。闭证虽然属于实证，但病性属虚者也不少，或者可以使用通关、开窍、化痰、行气的方剂。关窍一旦打开，痰气稍微顺畅，当立即审察其形体脏腑、气血流通情况，再为其调理治疗。看其有没有兼证，病性偏实偏虚，治法用补用泻；同时使用先生的方法，几乎可以立即见效，而不存在痿弱瘫痪难以治疗的疾病。至于脱证，病性纯属虚证，重用参附之剂或许可以保全性命，然而不如先生的丹药和艾灸那样疗效确切。我发现现在的医家，脱证已经表现出三四分了，却还说有风、有痰，即使使用人参、附子也一定会加秦艽、天麻、胆南星、竹沥这些寒凉药物以影响疏散作用的发挥。真是不知道病情的轻重缓急啊，哪里值得与他们去谈医论道呢？）

治验

一患者半身不遂，先为其灸关元穴五百壮，每天服用两次八仙丹，五天服用一次换骨丹，夜里自觉患处出汗，第二天感觉病情好转四分，一个月后痊愈。再服用延寿丹半斤，保元丹一斤，五十年来中风病都没有再犯。《备急千金要方》等方书记载治疗中风，不灸关元穴，不服用丹药，只是用一般的药物进行治疗，即使痊愈也很难维持长久不再发作。

一患者左侧半身不遂，六脉沉细无力。我说："这肯定是服用了峻猛泻下的药物，损伤其真元之气，所以出现脉象沉细。"患者说："上一个月服用捉虎丹，吐出涎沫二升，病情稍微缓解，但没有痊愈。"我感叹道："中风本来就是元气虚损之证，如今服用吐剂，反而损伤元气，眼前虽然症状减轻，但没过几天病情就会反复，不能救治了。"不出十天，病情果然出现大的反复，向我求救，虽然服用了丹药，但最终还是死了。

疠风

此证皆因暑月仰卧湿地，或房劳后入水冒风而中其气。令人两目壅肿，云头斑起，或肉中如针刺，或麻痹不仁，肿则如痛疽，溃烂筋骨而死。若中肺俞、心俞，名曰肺癞，易治。若中脾、肝、肾俞，名曰脾肝肾癞，难治。世传医法，皆无效验。黄帝正法：先灸肺俞二穴各五十壮，次灸心俞，次脾俞，次肝俞，次肾俞。如此周而复始，全愈为度。内服胡麻散、换骨丹各一料[①]。然平人只灸亦愈，若烂见筋骨者难治。（《经》云：脉风[②]成为疠。盖风之中人，善行而数变。今风邪留于脉中，淹缠不去，而疠风成矣。其间有伤营、伤卫之别。伤营者，营气热胕[③]，其气不清，故使鼻柱坏而色败，皮肤疡溃。伤卫者，风气与太阳俱入行于脉俞，散于分肉之间，与卫气相犯，其道不利，故使肌肉膹䐜[④]而有疡。证感天地毒疠浊恶之气，或大醉房劳，或山岚瘴气而成。毒在气分则上体先见，毒在血分则下体先见，气血俱受则上下齐见。更须分五脏之毒，肺则皮生白屑、眉毛先落，肝则面发紫泡，肾则脚底先痛，或穿脾则遍身如癣，心则双目受损。

---

① 料：量词，用于中药配制丸药。指处方剂量的全份。

② 脉风：病证名，指疠风。由于风邪入侵血脉，留而不去，蕴酿而成，故称脉风。相当于今之麻风病。

③ 胕（fū）：同"肤"，皮肤。

④ 膹䐜（fèn chēn）：肿胀。

此五脏之毒，病之重者也。又当知五死之证，皮死麻木不仁，肉死割刺不痛，血死溃烂目瘫，筋死指甲脱落，骨死鼻柱崩坏。此五脏之伤，病之至重者，难治。若至音哑目盲更无及矣。）

治验

一人面上黑肿，左耳下起云紫如盘蛇，肌肉中如刀刺，手足不知痛。询其所以，因同僚邀游醉卧三日，觉左臂黑肿如蛇形，服风药渐减，今又发。余曰：非风也，乃湿气客五脏之俞穴。前服风药，乃风胜湿，故当暂好，然毒根未去。令灸肾俞二穴各百壮，服换骨丹一料，全愈，面色光润如故。

一人遍身赤肿如锥刺，余曰：汝病易治。令灸心俞、肺俞四穴各一百壮，服胡麻散二料而愈。但手足微不随，复灸前穴五十壮，又服胡麻散二料全愈。

一人病疠证，须眉尽落，面目赤肿，手足悉成疮痍。令灸肺俞、心俞四穴各十壮，服换骨丹一料，二月全愈，须眉更生。

[**提　要**]　本段主要讲述疬风的证治和验案。

[**白话解**]　疬风都是由于暑月睡卧湿地，或者房劳后入水、受风而感受疬风邪气所致。使人两眼臃肿，皮肤起云头状斑块，或者感觉肌肉疼痛如针刺，或者麻木没有知觉，肌肤肿痛好像痈疽一样，最终筋骨溃烂而导致死亡。邪气如果入侵肺俞、心俞，称为肺癞，容易治愈。如果入侵脾俞、肝俞、肾俞，称为脾肝肾癞，难以治愈。世间流传医术，都没有效果。治疗本病的正确方法，先灸双侧的肺俞穴各五十壮，再依次灸心俞、脾俞、肝俞、肾俞。像这样周而复始，直到完全治愈为止。内服胡麻散、换骨丹各一料。对于一般的患者仅使用灸法就可痊愈，如果溃烂至筋骨，治疗起来就困难了。(《黄帝内经》记载：风邪入侵血脉就会发展成疬风。风邪伤人，走窜而变化多端。风邪留滞于经脉，纠缠不去，最终发展成疬风。疬风有伤营、伤卫之分。伤营者，营气之热充斥皮肤，其气不清，所以使鼻柱坏死，颜色衰败，皮肤溃疡。伤卫者，风邪与太阳卫表之气一同行于脉俞，散布于皮肤肌肉之间，风邪与卫气相争，气血流通不畅，所以使肌肉肿胀而生疮疡。这种病证是感受天地毒疬浊恶之气，或大醉房劳，或感受山岚瘴气而导致的。邪毒侵袭到气分则上半身

会先出现疮疡，邪毒侵袭到血分则下半身会先出现疮疡，气血同时感受邪毒则全身上下同时发为疮疡。进一步区分邪毒侵袭五脏的情况，伤肺则皮肤生出白屑、眉毛先落，伤肝则面部发生紫疱，伤肾则脚底先出现疼痛，或者伤脾则全身像长癣一样，伤心则两眼受到损害。这是邪毒侵袭五脏，病情比较严重了。还应当知道五种必死之证的情况，皮死会感觉麻木不仁，肉死会感觉刀割针刺都没有疼痛，血死则肌肉溃烂、双目失明，筋死则指甲脱落，骨死则鼻柱塌陷。这是五脏受到损伤，病情最为严重，难以治愈。如果出现声音嘶哑、眼睛失明就更没有治疗的希望了。)

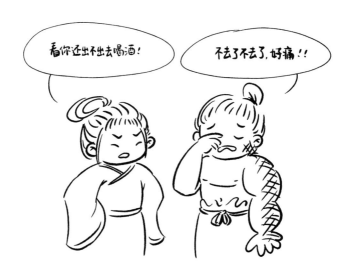

治验

一患者面部发黑、发肿，左耳下起云头状紫斑如盘蛇，感觉肌肉疼痛如刀刺，手足对疼痛没有感觉。询问其缘由，受同僚邀请出去游玩大醉不醒三天，后来发觉左臂又黑又肿像蛇形一样，服用祛风药后有些好转，现今又复发了。我说："这不是风邪所致，这是湿邪侵入五脏俞穴的缘故。"前面服用祛风药，是由于风能胜湿，所以暂时好转，然毒邪之根本未能祛除。让其灸双侧肾俞穴各一百壮，服用换骨丹一料后痊愈，面色跟从前一样光亮润泽。

一患者浑身红肿好像锥刺一样难受，我说："你这个病好治。"让其灸双侧心俞、肺俞穴各一百壮，服用胡麻散二料后痊愈。但手足有些活动不利，于是再灸上述四穴各五十壮，又服用胡麻散二料后痊愈。

一患者病疠证，胡须眉毛全都脱落了，面目红肿，手足都是疮疡。让其灸双侧肺俞、心俞四穴各十壮，服用换骨丹一料，两个月后痊愈，胡须眉毛又长出来了。

风①狂

此病由于心血不足，又七情六欲损伤包络，或风邪客之，故发风狂，言语无伦，持刀上屋。治法：先灌睡圣散，灸巨阙二三十壮，又灸心俞二穴各五壮，内服镇心丹、定志丸。（此证有阳明脉盛而为热狂者，清凉可愈也；有暴折而难决为怒狂者，夺其食则已，治之以生铁落饮，二证皆狂之实者也。然虚证常多，不可误治。设一差讹，害人反掌。有心血不足而病者，有肾水亏损而病者，有神志俱不足而病者，有因惊恐而病者，有因妄想而病者，是皆虚证。体察而治，斯无悖矣。）

治验

一人得风狂已五年，时发时止，百法不效。余为灌睡圣散三钱，先灸巨阙五十壮，醒时再服；又灸心俞五十壮，服镇心丹一料。余曰：病患已久，须大发一回方愈。后果大发一日，全好。

一妇人产后得此证，亦如前灸，服姜附汤而愈。

---

① 风：通"疯"。

[**提　要**]　本段主要讲述风狂的证治和验案。

[**白话解**]　风狂多由于心血不足，加上七情六欲损伤心包络，或者风邪侵袭心包络，所以发为风狂，语无伦次，拿刀上屋。治法：先灌服睡圣散，灸巨阙穴二三十壮，再灸左右心俞二穴各五壮，内服镇心丹、定志丸。（这种病证有因为阳明脉盛而发为热狂的，用清凉之法可以治愈；有突然遭遇挫折、难以决断发为怒狂的，限制他的食物就会好转，用生铁落饮治疗，这两种病证都是狂证的实证。然而虚证常常很多，不可误治。假使有一丝错误，则容易伤害患者性命。有因为心血不足而发病的，有因为肾水亏虚而发病的，有因为神志都不足而发病的，有因为惊恐而发病的，有因为妄想而发病的，这些都是虚证。认真审察后施治，就不会出现误治。）

治验

一患者患风狂病已经五年，间歇发作，试了很多方法都没有效果。我为其灌服睡圣散三钱，先灸巨阙穴五十壮，醒后再次服用睡圣散。又灸心俞穴五十壮，服用镇心丹一料。我说："病程时间太长了，需要大发作一次才能痊愈。"后来果然大发作了一天，痊愈。

一妇人产后得此证，我也是按照以前的治法先施艾灸，服用姜附汤后痊愈。

口眼㖞斜

此因贼风入舍于阳明之经，其脉挟口环唇，遇风气则经脉牵急，又风入手太阳经亦有此证。

治法：当灸地仓穴二十壮，艾炷如小麦粒大。左㖞灸左，右㖞灸右，后服八风散、三五七散，一月全安。（此证非中风兼证之口眼㖞斜，乃身无他苦而单现此者，是贼风之客也。然有筋脉之异，伤筋则痛，伤脉则无痛，稍有差别，治法相同。）

[提　要] 本段主要讲述口眼㖞斜的证治。

[白话解] 口眼㖞斜是由于虚邪贼风侵入阳明经脉，阳明经脉夹口环唇，遇到风气引发则经脉拘挛，风邪入侵手太阳经脉也会出现这种症状。

治法：应当灸地仓穴二十壮，艾炷如小麦粒大小。左侧口歪灸左侧，右侧口歪灸右侧，然后服用八风散、三五七散，一个月后痊愈。（这个病证不是中风所引起的口眼㖞斜兼证，而是身体没有其他不适、单独出现的这种症状，是风邪乘虚侵袭人体的缘故。但有伤筋、伤脉之分，伤筋就会疼痛，伤脉则不疼痛，症状表现略有差别，但治法一样。）

破伤风

　　凡疮口或金刃破处，宜先贴膏药以御风，不然致风气入内，则成破伤风。此证最急，须早治，迟则不救。若初得此时，风客太阳经，令人牙关紧急，四肢反张，项背强直，急服金华散，连进二三服，汗出即愈。若救迟则危笃，额上自汗，速灸关元三百壮可保。若真气脱，虽灸无用矣。（此证所患甚微，为害甚大。虽一毛孔之伤，有关性命之急。一人因拔髭一茎，忽然肿起不食。有友人询余，余曰：此破伤风也，速灸为妙。疡医认作髭疔，治以寒凉，不数日发痉而死。）

[提　要]　本段主要讲述破伤风的证治。

[白话解]　凡是皮损疮口或者被利器割伤处，应该先贴膏药以抵挡风邪，否则风邪侵袭人体，就会发展成为破伤风。这种病证最为紧急，应当尽早治疗，病情耽误后就无法医治了。如果最初发病时，风邪侵入太阳经，使人牙关紧闭，四肢拘急反张，项背强直，立即服用金华散，连续服用二至三剂药，出汗后即可痊愈。如果救治延误，那么病情就会变危重，额头上自汗，立即灸关元穴三百壮可以保全性命。如果真元之气已经虚脱，即便施灸也没有用处了。（这种病证发病率特别低，但是危害特别大。虽然只是很小的伤口，却是性命攸关。有一个患者只是因为拔了一根嘴边的胡须，就突然面部肿起不能进食。有朋友向我咨询，我说："这是破伤风啊，应立即艾灸最佳。"外科医生认为这是疔疮，用寒凉药物施治，没过几天患者就全身抽搐而死亡。）

洗头风

凡人沐头后，或犯房事，或当风取凉，致贼风客入太阳经，或风府穴，令人卒仆，口牙皆紧，四肢反张。急服姜附汤，甚者灸石门穴三十壮。（此证若无房事之伤，焉至于此。慎之！慎之！）

[提　要]　本段主要讲述洗头风的证治。

[白话解]　凡是人洗头沐浴之后，或者行房事之后，或者迎面吹凉风，导致风邪侵入太阳经或者风府穴，使人突然昏倒，牙关紧闭，四肢拘急反张，应立即服用姜附汤，严重者艾灸石门穴三十壮。（这种病证如果没有房事损伤元气的基础，怎么会发展到这种程度呢？一定要注意！一定要注意！）

牙槽风

  凡牙齿以刀针挑之，致牙根空露，为风邪所乘，令人齿龋。急者溃烂于顷刻，急服姜附汤，甚者灸石门穴。（肾主骨，齿乃骨之余，破伤宣露，风邪直袭肾经，致溃烂于俄顷，舍姜附而用寒凉为变，可胜道哉。）

  [提 要] 本段主要讲述牙槽风的证治。

  [白话解] 凡是用刀具或者针具挑动牙齿，导致牙齿周围空虚裸露，风邪乘虚而入，使人牙齿腐蚀，发病迅速者牙齿很快就会被腐蚀，应立即服用姜附汤，病情严重者应艾灸石门穴。（肾主骨，齿为骨之余，牙根破损外露，风邪直接经牙齿侵入肾经，导致牙齿迅速溃蚀，不用姜附汤却用寒凉药物，从而导致病情危重，哪里说得完呐。）

水肿

此证由脾胃素弱，为饮食冷物所伤，或因病服攻克凉药，损伤脾气，致不能通行水道，故流入四肢百骸，令人遍身浮肿，小便反涩，大便反泄，此病最重，世医皆用利水消肿之药，乃速其毙也。

治法：先灸命关二百壮，服延寿丹、金液丹，或草神丹，甚者姜附汤，五七日病减，小便长，大便实或润，能饮食为效。唯吃白粥，一月后，吃饼面无妨，须常服金液丹，来复丹，永瘥。若曾服芫花、大戟通利之药，损其元气或元气已脱则不可治，虽灸亦无用矣。若灸后疮中出水或虽服丹药而小便不通，皆真元已脱，不可治也。脉弦大者易治，沉细者难瘥。

治验

一人四肢皆肿，气促，食则胀闷，只吃稀粥。余令日服金液丹百粒，至四日觉大便滑。再二日，乃令吃面食亦不妨，盖治之早也。

一妇人病面脚皆肿，饮食减少，世医皆作血虚治之，不效。余曰非血病，乃脾胃虚也，令日服延寿丹十粒、全真丹五十粒，至十日觉大便滑病愈。

（俞翰林母七旬余，平日患咳喘痰红，常服滋阴凉润之剂。秋月忽患水肿，喘急难卧，日渐肿胀，饮食少进，进则气急欲死。诸医用药无效，乃延予治。六脉弦大而急，按之益劲而空。予曰：此三焦火气虚惫，不能归根，而浮于外，水随气奔，致充郛郭[1]而溢皮腠，必须重温以化，否则不救。彼云：吾素内热，不服温补，片姜入口，痰即带红，先生所论故是，第恐热药不相宜也。予曰：有是病，服是药，成见难执。且六脉紧大，阳已无根，无根即脱矣。此皆平日久服寒凉所致，若再舍温补不用，恐无生理，请辞。彼云：但不迫动血证，敢不从命。予以附桂姜黄十味，人参三钱，不三剂而腹有皱纹。八剂全消，饮食如故。又二剂，而全愈，痰喘吐红旧证竟不发矣。）

（一妇因子远出，瓮飧[2]不给，忧愁成病，变为水肿喘急，粥食不入者月余矣。友人见余，谈及此妇，乃谓予曰：肯做一好事否？予曰：既云好事焉敢违命。遂偕往。诊见其六脉欲绝，脐突腰圆，喘难着席，脾肾之败不可为矣。因处十味方，命服四剂，喘微定而肿渐消，觉思饮食。复诊其脉，微有起色，又四剂而肿消食进矣。嗟！嗟！若弃而不治，虽不由我而死，而实我杀之也。友人亦大快。）

---

① 郛郭（fú guō）：泛指城郭，外城。此处引申为人体的皮肤。

② 瓮飧：瓮：一种口小腹大的陶制容器，如水瓮、酒瓮、菜瓮等。飧：主要指晚饭，亦泛指熟食、饭食。

[**提　要**]　本段主要讲述水肿的证治和验案。

[**白话解**]　水肿是由于脾胃向来虚弱，被饮食寒凉进一步伤损，或者因为生病服用祛邪的寒凉药物，损伤脾胃之气，导致不能通行三焦水道，所以流入四肢百骸，使人全身浮肿，小便量少难以排出，大便溏泄，这种病最为严重，世俗医生都用利水消肿的药物治疗，这是在加速患者的死亡。

治法：先灸命关穴二百壮，服用延寿丹、金液丹，或者草神丹，严重者服用姜附汤，五到七天病情就会减轻，小便增多，大便不再溏泄，能进食说明见效。此时只能吃白粥，一个月后，可以吃饼面，常服金液丹、来复丹就会痊愈不再犯。如果曾经服用芫花、大戟等通利的药物，导致其元气损伤或者元气虚脱，那么大多不能治愈，即使施灸也没有用处了。如果灸后疮面渗出水液，或者虽然服用丹药而小便仍然不通，都是真元之气已经脱散的征兆，不可治愈了。脉象弦大的容易治疗，脉象沉细的较难治愈。

治验

一患者四肢全部肿胀，短气喘促，饮食之后感觉胀闷不舒，只能吃一些稀粥。我让他每天服用金液丹一百粒，到第四天便感觉大便通畅。又过了两天，让他吃面食也不会有什么妨碍，大概是治疗及时的缘故。

一妇人面部和双脚全部肿胀，饮食减少，医生都误认为是血虚证进行治疗，没有疗效。我说："这不是血病，是由脾胃虚弱引起的。"让他每天服用延寿丹十粒、全真丹五十粒，到第十天便感觉大便通畅，痊愈。

　　（俞翰林的母亲七十多岁了，平日里咳喘、吐痰色红，常常服用滋阴凉润的药物。秋天的时候突发水肿，喘促气急难以平卧，肿胀逐渐加重，饮食减少，饮食后感觉气急难受将要死亡。医生们用药后都没有疗效，于是请我过去诊治。六脉弦大而急，按后更加强劲但空虚无力。我说："这是三焦火气虚弱疲惫，不能归于根元，却浮露于外部，水随气到处流窜，导致水分充溢于皮肤和肌腠，必须大量使用温化的药物，否则就不能医治了。"患者说："我平常一向有内热，不接受温补的药物，只要吃一片姜，痰里立即见血，先生所说的确有道理，只是害怕热药不适合我的体质。"我说："有这样的病，就得服用这样的药物，固有观念不能秉持。况且六脉紧大，人体阳气已丧失根本，丧失根本就要发生脱证。这都是因为平时长期服用寒凉药物所致，如果再不用温补药物，恐怕就没有生还的希望了，我也只好告辞。"患者说："只要不加重出血，怎敢不从命。"我开出附子、肉桂、干姜、吴茱萸等十味药物，加上人参三钱，不超过三剂药，腹部已经有水肿消退后留下的皱纹。八剂药后水肿完全消去，饮食恢复。又服用二剂后，疾病痊愈，咳喘、吐痰色红的老毛病竟然也没有再犯了。）

（一妇人因为孩子出门在外，饮食没有人供给，整日忧愁，最终成疾，发为水肿、喘急、气促，粥食吃不下已经一个多月。朋友看见我，说起这位妇人，于是问我说："是否愿意做一件好事？"我说："既然是好事哪里敢违抗命令。"于是，随同朋友一块儿前去。诊脉六脉将要断绝，肚脐突出，腰部粗圆，咳喘难以平卧于床，此为脾肾衰败之象，难以治愈了。因此，我开了十味中药，让其服用四剂，喘促稍微平定一些，水肿也慢慢消退了，感觉想吃东西。再次为其诊脉，发现脉象略有好转，又服用四剂后，水肿完全消退而饮食增加。唉！唉！如果放弃不治疗，即使患者不是因为我的治疗而死，其实也是我将患者杀死了。朋友也非常高兴。）

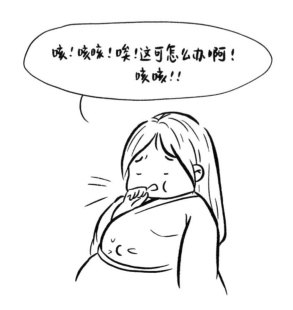

水肿

137

臌胀 [1]

此病之源，与水肿同，皆因脾气虚衰而致，或因他病攻损胃气致难运化，而肿大如鼓也。病本易治，皆由方书多用利药，病患又喜于速效，以致轻者变重，重者变危，甚致害人。

黄帝正法：先灸命关百壮，固住脾气，灸至五十壮，便觉小便长，气下降。再灸关元三百壮，以保肾气，五日内便安。服金液丹、草神丹，减后，只许吃白粥，或羊肉汁泡蒸饼食之。瘥后常服全真丹、来复丹。凡臌胀，脉弦紧易治，沉细难痊。（此病若带四肢肿者，温之于早尚可奏功。若单腹胀而更青筋浮露者难治。苟能看破一切，视世事如浮云，置此身于度外，方保无虞。次则慎起居，节饮食，远房帏，戒情性，重温急补，十中可救二三。先生之丹艾，用之得宜，其庶几乎。）

治验

一人因饮冷酒、吃生菜成泄泻，服寒凉药，反伤脾气，致腹胀。命灸关元三百壮，当日小便长，有下气。又服保元丹半斤，十日即愈。再服全真丹，永不发矣。

---

① 臌胀：又名鼓胀，中医病名，指腹部胀大如鼓的一类病证。多见于西医学的肝硬化腹水。中医认为，本病病机为肝、脾、肾受损，伴有气滞、血瘀、水停所致。

[**提　要**]　本段主要讲述臌胀的证治和验案。

[**白话解**]　臌胀的病机和水肿是相同的，都是脾气虚衰而导致，或者因为其他疾病攻伐胃气导致难以运化，表现为腹部胀大如鼓。这种病本来容易治疗，但因为方书大多记载使用攻伐削积的药物，患者又急于取得疗效，导致病情轻者变得严重，严重者变为危笃，甚至害死患者。

对于此病的正确治法：先灸命关穴一百壮，稳固住脾胃之气，灸到五十壮，便感觉小便量多清长，气机往下沉降。再灸关元穴三百壮，以保护肾气，五天内便可稳住病情。服用金液丹、草神丹，病情减退后，只允许吃白粥，或者吃羊肉汤泡蒸饼。病好后，要常常服用全真丹、来复丹。凡是臌胀病，脉弦紧容易治愈，脉沉细难以痊愈。（这种病如果出现四肢肿胀，尽早使用温化之法尚可以取得疗效。如果只是腹大如鼓而四肢不肿，同时伴有青筋暴露者则难以治疗。如果能够看透一切，将世事都看作浮云，将自身置之于度外，才可以保全性命无忧。其次，要注意起居有常，饮食有节，节制房事，克制情绪，立即大量使用温补药物，十分之二三的患者可以得到救治。先生的丹药和艾灸，只要对证使用，大概都可以治疗。）

治验

一患者因为饮用冷酒，食用生菜后，病发泄泻，服用寒凉药物后，反而损伤脾气，导致腹胀。于是灸关元穴三百壮，当天小便清长，肠胃之气通畅下行。又服用保元丹半斤，十天后就好了。再服用全真丹，永远都不会复发。

暴注

凡人腹下有水声，当即服丹药，不然变脾泄[1]，害人最速。暴注[2]之病，由暑月食生冷太过，损其脾气，故暴注下泄。不早治，三五日泻脱元气。方书多作寻常治之，河间又以为火，用凉药，每害人性命。

治法：当服金液丹、草神丹、霹雳汤、姜附汤皆可，若危笃者，灸命关二百壮可保。若灸迟则肠开洞泄[3]而死。(脾泄之病，世人轻忽，时医亦邈视之，而不知伤人最速。盐商薛汝良，午间注泄，晡时即厥冷不禁，及余诊示已黄昏矣，两手脉皆绝，予曰病已失守，不可为矣。速灸关元，重投参附，竟不能救。先生之论，诚非谬也。)

治验

一人患暴注，因忧思伤脾也，服金液丹、霹雳汤不效，盖伤之深耳。灸命关二百壮，小便始长，服草神丹而愈。

---

① 脾泄：又名脾泻，指由饮食或寒湿伤脾而引起的脾虚泄泻。

② 暴注：指起病突然，暴泻如注的病证。

③ 洞泄：病证名，指湿盛伤脾的泄泻。

［**提　要**］　本段主要讲述暴注的证治和验案。

［**白话解**］　凡是患者腹下有水声，应立即服用丹药，不然就会变成脾泄，害人身体最为迅速。这种病，多因为夏季过食生冷之品，损伤脾胃之气，所以出现暴注下泄。不及早治疗，三到五天就会因泄泻导致元气虚脱。方书大多记载按照寻常方法治疗，刘河间又认为其病机为火热而用寒凉药物治疗，每每导致患者死亡。

治法：应当服用金液丹、草神丹、霹雳汤、姜附汤等，如果病情危重，灸命关穴二百壮可以保全性命。如果施灸延误就会导致肠胃之气损伤，洞泻不止而死亡。（脾泄这个病，大多被世人忽视，医生也不重视，却不知道这个病伤人最为迅速。盐商薛汝良，中午时分病发注泄，下午三点至五点时便出现四肢冰凉，等到我去诊治时已经是黄昏，患者两手脉象已经摸不到了，我说患者元气虚脱，已经不能治愈了。立即灸关元穴，大量使用人参、附子，终究不能救治。先生的观点，真不是错误的。）

治验

一患者患有暴注，是因为忧思伤脾导致的，服用金液丹、霹雳汤后没有疗效，大概是脾气损伤太严重的原因吧。灸命关穴二百壮，小便开始明显增多，再服用草神丹后痊愈。

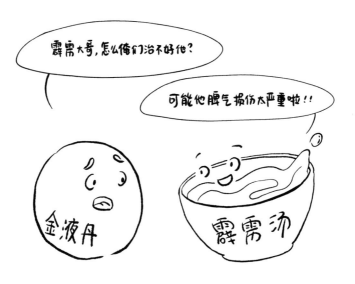

休息痢

痢因暑月食冷，及湿热太过，损伤脾胃而致。若伤气则成白痢，服如圣饼、全真丹、金液丹亦可；若伤血则成赤痢，服阿胶丸、黄芩芍药汤。初起腹痛者，亦服如圣饼，下积血而愈，此其轻者也；若下五色鱼脑，延绵日久，饮食不进者，此休息痢①也，最重，不早治，十日半月，害人性命。

治法：先灸命关二百壮，服草神丹、霹雳汤三日便愈，过服寒凉下药必死。（痢至休息无已者，非处治之差，即调理之误，或饮食之过，所以止作频仍，延绵不已，然欲使其竟止亦颇费手。有肺气虚陷者，有肾阴不足者，有脾肾两亏者，有经脉内陷者，有肝木乘脾者，有腐秽不清者，有固涩太早者，有三焦失运者，有湿热伤脾者，有生阳不足者，有孤阴注下者，有暑毒未清者，有阴积肠蛊②者，有风邪陷入者，一一体察，得其病情，审治的当，自能应手取效。）

---

① 休息痢：痢疾的一种，以时发时止、经久不愈为特征。
② 肠蛊：即肠蛊痢，指痢下赤白或纯下瘀血而连年不愈者。

治验

一人病休息痢已半年，元气将脱，六脉将绝，十分危笃。余为灸命关三百壮，关元三百壮，六脉已平，痢已止，两胁刺痛，再服草神丹、霹雳汤方愈。一月后，大便二日一次矣。

一人病休息痢，余令灸命关二百壮病愈。二日，变注下，一时五七次，令服霹雳汤二服，立止。后四肢浮肿，乃脾虚欲成水胀①也，又灸关元二百壮，服金液丹十两，一月而愈。

---

① 水胀：胀病的一种，指体内水湿停留，兼见颜面、四肢、胸腹乃至全身浮肿的一种疾患。

[**提　要**]　本段主要讲述休息痢的证治和验案。

[**白话解**]　痢疾是暑月饮食寒冷，以及湿热太过损伤脾胃而导致。如果损伤气分就会生成白痢，服用如圣饼、全真丹、金液丹都可以；如果损伤血分就会生成赤痢，服用阿胶丸、黄芩芍药汤。发病之初有腹痛表现者，也可以服用如圣饼，泻下积血就会痊愈，这是病情较为轻的；如果泻下五色鱼脑样大便，病程迁延日久，饮食不进者，这是休息痢，病情最为严重，不及早治疗，十天半月，就会伤人性命。

治法：先灸命关穴二百壮，服用草神丹、霹雳汤三天后便可痊愈，如果大量服用寒凉攻下药物必定会死亡。（痢疾发展成休息痢而不能自已者，不是治疗失误，就是调理不当或者饮食寒凉所致，所以时好时坏、频频发作，缠绵不已，然而要完全治愈也是非常棘手。有肺气虚陷的，有肾阴不足的，有脾肾两亏的，有经脉内陷的，有肝木乘脾的，有腐秽不清的，有固涩太早的，有三焦失运的，有湿热伤脾的，有生阳不足的，有孤阴注下的，有暑毒未清的，有阴积肠蛊的，有风邪陷入的，须仔细审察，准确把握病情，辨证治疗得当，自然能得心应手，取得疗效。）

治验

一患者病发休息痢已经半年，元气将要虚脱，六脉胃气将绝，病情十分危重。我为其灸命关穴三百壮，关元穴三百壮，六脉已经平稳，痢疾止住，但两胁刺痛，再予服用草神丹、霹雳汤后才痊愈。一个月后，大便已经二日一次恢复正常了。

一患者病发休息痢，我让其灸命关穴二百壮后痊愈。二日后，病变为泄泻，一会儿泄泻五到七次，让其服用霹雳汤二剂，立刻止住。后来，四肢浮肿，这是脾虚将要发展成为水胀的表现，于是又灸关元穴二百壮，服用金液丹十两，一个月后痊愈。

内伤

由饮食失节，损其脾气，轻则头晕发热，四肢无力，不思饮食，脉沉而紧，服来复、全真及平胃散；重者六脉浮紧，头痛发热，吐逆、心下痞，服荜澄茄散、来复、全真而愈。若被庸医转下凉药，重损脾气，变生他病，成虚劳、臌胀、泄泻等证，急灸中脘五十壮，关元百壮，可保全生。若服凉药速死。（内伤之证，饮食其一端也。又有劳倦郁怒，忧悲思虑，喜乐惊恐，恚怒奇愁，皆由七情不以次入，直伤五脏。更有由房室跌扑而成内伤者，临证之工，不可不察。）

[提　要]　本段主要讲述内伤的证治。

[白话解]　由于饮食失节，损伤脾气，病情轻者表现为头晕发热、四肢无力、没有食欲、脉沉而紧，可以服用来复丹、全真丹及平胃散；病情重者表现为六脉浮紧、头痛发热、呕吐上逆、心下痞塞，服用荜澄茄散、来复丹、全真丹可以痊愈。如果被庸医用寒凉药物误治，会更加损伤脾气，变生为其他疾病，转成虚劳、臌胀、泄泻等证，可立即灸中脘穴五十壮，关元穴一百壮，可以保全性命。如果服用凉药会迅速死亡。（内伤病证，饮食是其一方面的致病因素。还有劳累疲倦、情志郁怒、忧悲思虑、喜乐惊恐、大怒忧愁，都是由于七情超出了正常的范围，直接伤及五脏。更有因为房事或跌扑损伤而引起内伤者，临床诊治的医生，不能不仔细审察。）

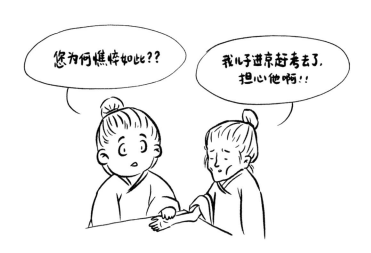

您为何憔悴如此？？

我儿子进京赶考去了，担心他啊！！

霍乱

霍乱由于外感风寒，内伤生冷，致阴阳交错，变成吐泻，初起服珍珠散二钱即愈，或金液丹百粒亦愈。如寒气入腹，搏于筋脉，致筋抽转，即以瓦片烧热，纸裹烙筋转处，立愈。若吐泻后，胃气大损，六脉沉细，四肢厥冷，乃真阳欲脱。灸中脘五十壮，关元三百壮，六脉复生，不灸则死也。（霍乱之证，三焦失运，中土受伤。一时心疼腹痛，吐利频作，挥霍撩乱，烦剧不宁。大法温其三焦，调其中土，一剂可愈。至若厥冷无脉，非重用温补不可，否则转筋入腹而死。近世时医不云中暑，即言痧发，禁用官料，竟事凉冰，刺其廉英，针其曲泽，以大泄其血，不知脾胃受伤，中焦之荣血已竭，而复大泄之，譬下井而投以石也。此种医人不顾人命，真野狼心虎腹人耶！存救人之心者，当须体察。）

[**提　要**]　本段主要讲述霍乱的证治。

[**白话解**]　霍乱是感受风寒伤于外，饮食生冷伤于内，导致阴阳交错，病变生成吐泻。发病之初服用珍珠散二钱即可痊愈，或者服用金液丹一百粒也可以痊愈。如果寒气侵入腹部，充斥于筋脉之间，导致筋肉抽搐拘挛，立即将瓦片烧热，用纸包裹后熨烙于筋肉抽搐处，立刻痊愈。如果吐泻之后，胃气大损，六脉沉细，四肢冰冷，这是真阳将要虚脱的表现。灸中脘穴五十壮，关元穴三百壮，六脉可再有生机之象，不施灸就会死亡。（霍乱病证，其病机是三焦失其运化，脾胃中土之气受损。表现为突然胸部、腹部疼痛，上吐下泻频繁发作，挥霍撩乱，烦躁不宁，日益严重。治疗大法是温化三焦，调和中焦脾土，一剂药就可以痊愈。如果四肢冰冷、脉象极微，必须重用温补之法才能起效，否则筋脉拘急牵扯腹部就会死亡。近世的医生不说中暑，就说是出痧，禁止使用官方规定的药方，居然使用寒凉药物治疗，针刺其上廉、下廉、曲泽穴，用来大泄其血气，却不知道脾胃之气受损，中焦的阴血已经枯竭，然而又重用泄血法，就好像落井下石一样。这种医生不顾及人的性命，真是心狠手辣之人啊！存救人之心的医生，临证治病须仔细体察。）

暑月伤食泄泻

凡暑月饮食生冷太过，伤人六腑。伤胃则注下暴泄；伤脾则滑泄，米谷不化；伤大肠则泻白，肠中痛，皆宜服金液丹、霹雳汤，三日而愈。不愈则成脾泄，急灸神阙百壮。（神阙恐是命关之误。）《难经》虽言五泄，不传治法。凡一应泄泻，皆依此法治之。

治验

一女人因泄泻发狂言，六脉紧数，乃胃中积热也。询其丈夫，因吃胡椒、生姜太多，以致泄泻，五日后发狂言，令服黄芩知母汤而愈。（平日恣啖炙爆，喜食椒姜，胃中积热者，有此一证，临证自明，然亦希遇。更有泻脱津液，致舌胎干燥，发热神昏，谵妄不宁者，此脾肾大虚，法当温补，若用寒凉，虚脱立见。）

[**提　要**]　本段主要讲述暑月伤食泄泻的证治及验案。

[**白话解**]　凡是暑月天饮食过于生冷，就会伤及人的六腑。伤及胃就会暴泄下注；伤及脾就会滑泄，水谷不化，大便里夹杂未消化的食物；伤及大肠就会泄泻白浊，肠中痛，这些病证都适合服用金液丹、霹雳汤，三天就可痊愈。如没有痊愈就会发展成脾泄，应立即灸神阙穴一百壮。（此处可能是将命关穴误写成神阙穴。）《黄帝八十一难经》里虽然提到五泄，却没有记载相应的治法。凡是一说泄泻，都可以按照此方法治疗。

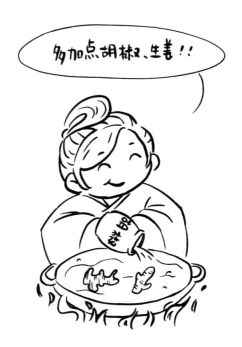

治验

　　一妇女因患泄泻导致胡言乱语，六脉紧数，这是胃中有积热的缘故。询问她的丈夫，说："因为吃太多胡椒、生姜，所以病发为泄泻，五天后便出现胡言乱语的症状。"让其服用黄芩知母汤后痊愈。（平日肆意食用太多烧烤爆炒之品，喜欢吃胡椒、生姜之类，导致胃中积热，确有这种情况发生，临证诊治自然明了，然而也很少遇到。更有严重的患者，泄泻耗脱津液，导致口舌干燥、发热神昏、神志错乱、烦躁不宁等症状的出现，这是脾胃严重虚弱的表现，治疗当用温补之法，如果使用寒凉药物，会立即导致虚脱。）

痢疾

凡人多食生冷，湿热伤其脾胃，致成痢疾。初起服如圣饼子，下积而愈；若无大便，只下赤脓者，乃胃有大热伤血也，宜当归芍药汤、阿胶汤；若下白脓者，乃饮食冷物伤大肠也，服桃花汤、全真丹而愈；若腹痛发热昏睡，六脉洪数，纯泄赤脓，乃热气滞于肠胃也，名疳蛊痢，亦有错服热药而得者，服黄连丸，甚者大通散。（痢疾固当化积清热，香连、承气等方，用果得宜，何尝不应手而愈？若涉脾胃虚寒，经脉内陷，三焦失运而致者，又不可不以温补为要也。盖热药之误，易于转手；凉药之误，救治殊难。虚衷以应，临证误人自少。）

[**提　要**]　本段主要讲述痢疾的证治。

[**白话解**]　凡是过食生冷之品，湿热伤及脾胃，均会导致痢疾。病变初起可以服用如圣饼子，泻下积滞后就会痊愈；如果没有大便，只是泻下脓血者，这是胃热较盛伤及血脉的缘故，宜服用当归芍药汤、阿胶汤；如果泻下白脓者，这是饮食生冷伤及大肠的缘故，服用桃花汤、全真丹就会痊愈；如果腹痛伴有发热昏睡的症状，六脉洪数，单纯泻下脓血者，这是热气积滞于肠胃的缘故，称为疳蛊痢，也有因为误服热性药物而导致的，可以服用黄连丸，严重者服用大通散。（痢疾治疗本应当清热化积，使用香连丸、承气汤等方剂，如果使用得当，怎么会不得心应手使疾病痊愈呢？如果涉及脾胃虚寒，经脉内陷，三焦失其运化而导致的痢疾，一定要以温补为治疗原则。大概误用热药，比较容易救治；如果误用凉药，救治就比较困难。如果能够胸无成见地诊治患者，临证出现差错的概率自然会减少。）

伤脾发潮热

此因饮食失节，损及脾胃，致元气虚脱，令头昏脚弱，四肢倦怠，心下痞闷，午后发热，乃元气下入阴分也，服全真丹、荜澄茄散，三月而愈。若服滋阴降火凉药，其病转甚。若俗医用下药，致病危笃，六脉沉细，灸中脘五十壮，关元一百壮，可保，迟则脾气衰脱而死。（庸医于此证，不知误杀天下多少苍生，而小儿为更甚。午后发热，不曰潮热，便云阴虚；心下痞闷，不云食积，便云停痰。动辄寒凉，恣行消克，大人变为虚脱，小儿转为脾风[1]，而犹曰风暑难清，痰热为害。及至垂毙，医者云人力已竭，病家云天数难挽。至死不悟，良可悲哉。）

---

① 脾风：引处指慢惊风的脾肾阳衰证，又称慢脾风。症见头部摇动、面色发黯、额头汗出、四肢发凉、手足微搐、气息微弱、倦怠昏睡、呕吐清水等。

[**提　要**]　本段主要讲述伤脾发潮热的证治。

[**白话解**]　伤脾发潮热多是饮食没有节制，损伤脾胃之气，导致元气虚脱，使人感觉头昏，双脚无力，四肢倦怠，心下痞塞满闷，午后发热，这是元气下陷到阴分的缘故，服用全真丹、荜澄茄散，三个月就会痊愈。如果服用滋阴降火的寒凉药物，病情就会变得严重。如果庸医用泻下药物，就会导致病情危重，六脉沉细，应灸中脘穴五十壮，关元穴一百壮，可以保全性命，延误病情则会导致脾气虚脱而死亡。（庸医治疗这种病证，不知道因误治而杀死多少性命，尤其以小儿居多。午后发热，不是称为潮热，便说是阴虚；心下痞闷，不是称为食积，便说是痰饮内停。动不动就使用寒凉的药物，任意使用攻伐之品，使大人变得虚脱，使小儿变为脾风，却还说是风暑难以清除，痰热为病所致。等到将死之时，医生说：“我已经尽力了。”患者家属说：“天数已尽，性命难以挽回。”直到死亡都没有搞清疾病的原因，真是可悲啊！）

呕吐反胃

　　凡饮食失节，冷物伤脾，胃虽纳受，而脾不能运，故作吐，宜二圣散、草神丹，或金液丹。若伤之最重，再兼六欲七情有损者，则饮蓄于中焦，令人朝食暮吐，名曰番胃[①]。乃脾气太虚，不能健运也，治迟则伤人。若用攻克，重伤元气立死，须灸左命关二百壮，服草神丹而愈。若服他药则不救。(呕吐一证，先当审其所因，轻者二陈、平胃、藿香正气一剂可定；虚者六君、理中亦易为力；唯重者，一时暴吐，厥逆汗出，稍失提防，躁脱而死，不可不知。至于番胃，虽属缓证，治颇棘手，惟在医者细心，病患谨摄，治以丹艾，庶可获全，不然生者少矣。)

---

　　① 番胃：即反胃，中医病名。指食后脘腹胀闷、宿食不化、暮食朝吐、朝食暮吐为主要表现的病证。

[**提　要**]　本段主要讲述呕吐反胃的证治。

[**白话解**]　凡是饮食没有节制，寒凉食物伤及脾气，虽然胃腑能够受纳，但是脾脏不能运化所出现的呕吐症状，应当服用二圣散、草神丹，或者金液丹。如果脾气损伤最为严重，再加上七情六欲有损伤者，就会导致痰饮蓄积于中焦，使人早晨或者上午吃的食物，下午或者傍晚就会吐出来，这种病称为反胃。这是脾气过于虚弱，不能运化的缘故，延误治疗就会伤人性命。如果用攻克之法，就会更加损伤元气而立即死亡，应当灸左侧的命关穴二百壮，服用草神丹后就会痊愈。如果服用其他药物就不能救治了。（呕吐这个病证，临证应当先审查其病因，病情轻者服用二陈汤、平胃散、藿香正气散一剂便可。脾胃虚者，可以使用六君子汤、理中汤，也容易治愈；唯独病情严重者，突然剧烈呕吐，四肢冰冷出汗，稍有不慎，便会导致烦躁虚脱而死，不可不知道这种情况。至于反胃，虽然属于慢性病证，但治疗起来很是棘手，只有医生细心审察，患者谨慎配合调理，用丹药和艾灸治疗，基本上可以全部治愈，不然很少有人能保全性命。）

痞闷

凡饮食冷物太过，脾胃被伤，则心下作痞。此为易治，宜全真丹一服全好。大抵伤胃则胸满，伤脾则腹胀。腹胀者易治，宜草神丹、金液、全真、来复等皆可服，寒甚者姜附汤。此证庸医多用下药，致一时变生，腹大水肿，急灸命关二百壮，以保性命，迟则难救。（此证乃《内经》所谓阳蓄积病死之证，不可以误治也。若腹胀，所谓藏寒生满病是也，苟不重温，危亡立至。）

治验

一人因暑月食冷物，以致胸腹胀闷欲死，服金液丹百丸，少顷加全真丹百丸，即有气下降而愈。（夏月伏阴在内，一切冷物在所禁食。若不慎，而致伤者，不重剂温化，恶^①得不变。）

---

① 恶：古同"乌"，疑问词，哪，何。

一小儿食生杏致伤脾，胀闷欲死，灸左命关二十壮即愈，又服全真丹五十丸。（生杏在大人尚不可食，况小儿乎！温中药内入些少麝香为妙。）

一人每饭后饮酒，伤其肺气，致胸膈作胀，气促欲死，服钟乳粉、五膈散而愈。若重者，灸中府穴亦好。服凉药则成中满难治矣。（酒后吃饭，中气不伤。若饭后饮酒，清气浊乱，所以致胀。）

一人慵懒，饮食即卧，致宿食结于中焦，不能饮食，四肢倦怠，令灸中脘五十壮，服分气丸、丁香丸即愈。（修养书云：饭后徐徐行百步，自然食毒自消磨。食后即卧，食填中宫，升降有乖，焉得不病。）

[提　要]　本段主要讲述痞闷的证治及验案。

[白话解]　凡是饮食过于生冷，损伤脾胃之气，就会出现心下痞闷。这种病证容易治疗，用全真丹一剂便能痊愈。一般伤及胃气就会出现胸满症状，伤及脾气就会腹胀。腹胀者容易治疗，服用草神丹、金液丹、全真丹、来复丹等均可见效，寒证较重者服用姜附汤。这种病证庸医多使用泻下药物，导致病情突变，腹部胀大水肿，应立即灸命关穴二百壮，可以保全性命，如果延误治疗就难以治愈了。（这种病证就是《黄帝内经》所说的"阳蓄积病死"之证，不可以误治。如果腹胀，就是《黄帝内经》所说的"脏寒生满病"。假如不重用温补药物，会立即死亡。）

治验

一患者因为夏天饮食生冷，导致胸腹胀闷难受得要死，服用金液丹一百丸，过一会儿再服用全真丹一百丸，立即有气机下行通畅的感觉，疾病痊愈。（夏天阴气潜伏在内，所有寒凉食物都不要食用。如果不慎食用寒凉，而致脾胃损伤，不使用重剂温化，怎能保证病情不发生变化？）

一小儿因为食用生杏导致脾胃损伤，胀闷难受至极，为其灸左侧命关穴二十壮后即刻痊愈，又服用全真丹五十丸。（生杏对于大人来说都不能食用，更何况小儿呢！在温补中焦药物中放入少许麝香效果更好。）

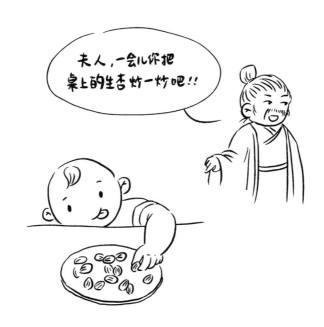

　　一患者每顿饭后都要饮酒，损伤肺气，导致胸膈胀闷，气急短促，难受得要死，服用钟乳粉、五膈散后痊愈。如果病情严重的，灸中府穴也可以取得疗效。如果服用寒凉药物，就会导致中焦痞满，难以治愈。（饮酒后吃饭，不会损伤中焦之气。如果吃饭后饮酒，清气、浊气混淆，所以会导致腹胀。）

　　一患者非常慵懒，吃完饭就躺到床上，导致宿食积滞于中焦，不能饮食，四肢倦怠，为其灸中脘穴五十壮，服用分气丸、丁香丸痊愈。（修养书中提到：饭后慢慢步行一百步，食物毒性自然能够消除。饭后立即躺下，食物堵塞中焦脾胃，气机升降不顺畅，怎么会不得病呢？）

痞闷

中暑

　　凡此病脉大而缓，其候饮食不减，起居如常，但时发烦热，渴饮无度，此暑证也，易治，知母散一服便愈。若烦热困倦不食者，暑气伤胃也，服温中汤药即愈。若服香薷、六一寒凉等剂，冰损胃气，多致变疟痢泄泻诸证，慎之。若暑气客于心包络之经，令人谵言烦渴，欲饮冷水，小便秘涩，大便下赤水，当服阿胶丸、当归芍药汤而愈。若暑月饮食冷物，寒邪入客胃中，致腹中作痛，宜金液、草神、全真、来复等丹，连二服便愈。若以凉药下之，变为中满脾泄。若元气虚，早间行路，冷气入腹，令人心肚作痛，宜服金液丹或来复丹。凡暑月人多食冷物，若常服金液、全真、来复、保元等丹，自然脾胃调和，饮食不伤，但少壮人须五日一次，恐热上攻眼目也。

（中暑之证，原只寻常。苟渴饮无度，知母散可一服；若困倦不食，便当温中；设暑客于心包络，谵烦饮冷，溺涩便赤，清心凉血，皆一剂可愈者。若今之医家，将一切内伤虚寒之证，亦认为暑，恣用寒凉，朝夕靡已。及变阴深冷脱，犹云暑邪内攻，病势深重，难挽回矣。间遇明眼高手，投以参附，犹且从中阻挠。洎[1]投之有效，辄觍[2]颜支饰：我原欲转手，不谓渠意亦同。投之不效，谗言蜂起，一肩卸却，罪归参附。病家本不识病情，未免随之怨怅，嗟！嗟！此种医人，天良尽丧。予具热肠，常遭此辈谤累，因书此以志慨。）

---

[1] 洎（jì）：到，及。

[2] 觍（miǎn）：露面见人之状。

[**提　要**]　本段主要讲述中暑的证治。

[**白话解**]　中暑病脉象大而缓，其临床表现为饮食没有减少，起居像平常一样，但有时发热烦躁，口渴严重，大量饮水，这就是暑证，容易治疗，知母散一剂便能痊愈。如果烦热困倦不能进食的，这是暑气损伤胃气的表现，服用具有温中作用的汤药后便可痊愈。如果服用香薷散、六一散等寒凉药物，寒凉之气损伤胃气，大多会导致疟疾、痢疾、泄泻等病证，一定要谨慎啊！如果暑气侵入心包络经脉，使人胡言乱语、烦渴，想要喝冷水，小便短少艰涩，大便泻下血水，服用阿胶丸、当归芍药汤就会痊愈。如果暑月进食寒凉，寒邪侵入胃中，就会导致腹中疼痛，服用金液丹、草神丹、全真丹、来复丹等，连续服用两次便可痊愈。如果用寒凉药物泻下，就会变成中焦痞满、脾虚泄泻。如果元气不足，清晨赶路的时候，冷气侵入腹部，使人脾胃及腹部冷痛，应当服用金液丹或者来复丹等方剂。暑月人们常贪吃寒凉饮食物，如果常服金液丹、全真丹、来复丹、保元丹等，脾胃之气自然调和通畅，饮食也不会伤损人体，但是年轻人要五天服用一次，否则内热就会上攻到眼目。

（中暑这个病证，原本只是很平常的一个病。如果口渴大量饮水，可服用知母散一剂；如果困倦不能饮食，应当采用温补中焦之法；如果暑邪侵入心包络，出现胡言乱语、烦躁，喜饮冷水，小便艰涩发红，应当清心凉血，服用一剂便可痊愈。现今的医家，将一切内伤虚寒的病证，也都认为是暑证，乱用寒凉的药物，其结果就好比早晨服用药物，到晚上患者已经病重得爬不起来了。等到病情转为阴寒之证将要虚脱之时，却还说是暑邪内攻，病情深重，难以救治了。偶尔遇到高明的医生，使用人参、附子等药物，却还从中阻挠。等到使用药物后见到疗效，还厚颜无耻地掩饰说："我原本是想要改变治疗方法的，没想到咱们医治的方法想到一块儿了。"如果使用药物后无效，人们就会议论纷纷，全部推卸自己的责任，将所有失败全部归咎于人参、附子的使用。患者本来不了解自己的病情，不免也会随着医生抱怨哀叹，唉！唉！这种医生，简直是丧尽天良。我有救人的热心肠，却常常遭到这一类人的诋毁诽谤，因此写下这些话来表达一下自己的感慨。）

暑月脾燥病

凡夏月冷物伤脾，又兼暑气客之，则成燥病，令人发热作渴不止，六脉弦大，乃火热伤肺而津液不能上输也，有脾胃之分。若发燥热而能食者，热在胃也，易治，服全真丹、荜澄茄散而愈。若发燥热不进饮食，四肢倦怠，热在脾也，为重，服金液、草神或来复等丹，五日而愈。如作暑治，下以凉药，热虽暂退，必变为中满、洞泄①诸证。暑月发热，务分虚实，六脉沉数，饮食如常者，为实热，服薄荷煎而愈；若六脉弦紧，减食倦怠者，为虚热，大忌寒凉，宜全真、来复等丹而愈。（夏月发热作渴，脉弦而大，谁肯不作暑治而不用寒凉者，不知暑热熏蒸，耗人元气，元气既伤，未有不渴。冷物伤脾，有乖②输灌；三焦失运，腠理不和，发热作渴，自所不免。且六脉弦大，弦则为减，大则为虚，体验果真，一温可解。今之医家，专尚香薷、青蒿、黄连、滑石等剂，变为泄泻，犹云协热。及至虚脱，全然不觉。此由脉理未明，误主作贼之误也。）

---

① 洞泄：脾泄的别名。

② 乖：指背离，违背，不和谐。

凡夏月阴气在腹，又暑能伤人元气，更兼冰水冷物损其脾胃，皆不足证也。《局方》俱用香薷饮、白虎、益元、黄连解毒等剂，重伤元气。轻则变疟痢、霍乱、泄泻等证，重则成虚劳、中满、注泻等证。余常以保元、来复、全真、金液、延寿、姜附汤等类治暑，百发百中，好生之士请尝试之。

[**提　要**] 本段主要讲述暑月脾燥病的证治。

[**白话解**] 　凡是夏月寒凉饮食伤脾，又加上暑邪之气侵袭，就会生成燥病，使人发热口渴，六脉弦大，这是火热伤及肺脏导致津液不能上输于口的缘故，有在脾在胃的区分。如果发燥热而能进食的，属热在胃，容易治疗，服用全真丹、荜澄茄散就会痊愈。如果发燥热而不能进食，四肢倦怠，属热在脾，病情较重，服用金液丹、草神丹或来复丹等，五天就会痊愈。如果误认为是暑病而用寒凉药物治疗，热虽然暂时退去了，但必定会变成中满、洞泄等诸多病证。暑月发热，一定要分清虚实，六脉沉数，饮食像平常一样的，属实热证，服用薄荷煎后就会痊愈；如果六脉弦紧，饮食减少，四肢倦怠的，属虚热证，禁忌寒凉药物，使用全真丹、来复丹等就会痊愈。（夏天出现发热口渴，脉弦而大，谁会不当做暑热而使用寒凉药物治疗呢，却不知道暑热熏蒸，耗伤人体元气，元气既然已经损伤，哪有不口渴的道理。寒凉冷物伤脾，气血输注不利；三焦失其运化，腠理

营卫之气不和，出现发热、口渴，自然在所难免。况且六脉弦大，弦为元气衰减，大为气血虚弱，临床诊断正确，一剂温药便可痊愈。当世医家，专门崇尚使用香薷、青蒿、黄连、滑石等寒凉药物，导致病情生变，发为泄泻，却还说兼夹热邪。等到身体虚脱，却全然没有察觉。这是因为医者没有通晓脉诊，误把正气当作邪气来治疗。）

　　凡是夏天阴气聚积于腹部，又有暑邪损伤人体元气，再加上冰水寒凉食物损伤脾胃，都属于虚损病证。《太平惠民和剂局方》里均使用香薷饮、白虎汤、益元散、黄连解毒汤等寒凉方剂，严重损害人体元气。病情轻的就会生成疟痢、霍乱、泄泻等病证，病情严重的就会生成虚劳、中满、注泻等病证。我常使用保元丹、来复丹、全真丹、金液丹、延寿丹、姜附汤等这类药物治疗暑病，每次治疗必定见效，爱惜生命的医生可以尝试使用这种治疗思路。

两胁连心痛

此证由忧思恼怒，饮食生冷，醉饱入房，损其脾气，又伤肝气，故两胁作痛。庸医再用寒凉药，重伤其脾，致变大病，成中满、番胃而死。或因恼怒伤肝，又加青陈皮、枳壳实等重削其肝，致令四肢羸瘦，不进饮食而死。治之正法，若重者，六脉微弱，羸瘦，少饮食，此脾气将脱，急灸左命关二百壮，固住脾气则不死，后服金液、全真、来复等丹及荜澄茄散随证用之，自愈。（此证古法，在左为肝木为病，瘀血不消，恼怒所伤；在右则为痰，为饮，为食积气滞，此皆标病易于治疗。若宗气有乖，虚里①作楚②，荣气失调，脾络作痛，此非积渐温养不愈。至若两胁连心，痛如刀刺，此三阴受殒，逆于膈肓之间，非重用温补不可。又肥气③、息贲④，此积在藏之募原⑤。若泥古方，专于剥削，未有不死者也。）

---

① 虚里：指左乳下心尖搏动之处，可以反映胃气的盛衰。
② 楚：酸痛。
③ 肥气：古时指肝积，为五积病之一。表现为瘀血内停，新血不生。
④ 息贲：古时指肺积，为五积病之一。表现为右胁胀大，喘咳不已。
⑤ 募原：又称"膜原"，指膈膜或肠胃之外的脂膜。

[提　要]　本段主要讲述两胁连心痛的证治。

[白话解]　这种病证是由于忧思恼怒，饮食生冷，醉饱后行房事，损伤脾胃之气，又损伤肝气，所以出现两胁疼痛。庸医再使用寒凉药物，使脾气更受损伤，导致生成大病，如中满、反胃等而死亡。或者因为恼怒伤肝，又使用青皮、陈皮、枳壳、枳实等严重损伤肝脏之气，导致四肢瘦弱无力，不能进食而死亡。治疗的正确方法，如果病情严重的，六脉微弱，消瘦，饮食很少，这些都是脾气将要虚脱的征兆，应立即灸左侧命关穴二百壮，以固护稳住脾气，就不会死亡，然后再服用金液丹、全真丹、来复丹等丹药以及荜澄茄散随证施治，自然就会痊愈。（这种病证按照以前的治疗方法，其病在左是肝木为病，瘀血不能消除，或恼怒所导致；病在右则由痰、饮或者食积气滞等因素所导致，这些都是表面现象，容易治疗。如果宗气运行不畅，虚里处便会酸痛，荣气失调，脾络疼痛，这种病证必须逐渐温补调养才能痊愈。如果两胁疼痛牵连心胸，痛如刀刺，这是三阴经受损的表现，邪气充斥上逆于膈肓之间，必须重用温补之法才能治愈。又比如像肥气、息贲，这种病证藏匿于脏腑募原之处。如果只是拘泥于古方，专门使用寒凉药物削弱人体元气，没有不死亡的。）

两胁连心痛

消渴

　　此病由心肺气虚，多食生冷，冰脱肺气，或色欲过度，重伤于肾，致津不得上荣而成消渴。盖肾脉贯咽喉，系舌本，若肾水枯涸，不能上荣于口，令人多饮而小便反少，方书作热治之，损其肾元，误人甚多。正书，春灸气海三百壮，秋灸关元二百壮，日服延寿丹十丸，二月之后，肾气复生。若服降火药，临时有效，日久肺气渐损，肾气渐衰，变成虚劳而死矣。此证大忌酒色，生冷硬物。若脾气有余，肾气不足，则成消中病。脾实有火，故善食而消；肾气不足，故下部少力，或小便如疳。孙思邈作三焦积热而用凉药，损人不少。盖脾虽有热，而凉药泻之，热未去而脾先伤败。正法先灸关元二百壮，服金液丹一斤而愈。（消渴虽有上、中、下之分，总由于损耗津液所致。盖肾为津液之源，脾为津液之本，本原亏而消渴之证从此致矣。上消者，《素问》谓之膈消，渴而多饮，小便频数。中消者，《素问》谓之消中，消谷善饥，身体消瘦。下消者，《素问》谓之肺消，渴而便数有膏，饮一溲二；后人又谓之肾消，肾消之证则已重矣。若脉微而涩或细小，身体瘦瘁，溺出味甘者，皆不治之证也。大法以救津液，壮水火为生。）

治验

一人频饮水而渴不止，余曰：君病是消渴也，乃脾肺气虚，非内热也。其人曰，前服凉药六剂，热虽退而渴不止，觉胸胁气痞而喘。余曰：前证只伤脾肺，因凉药复损元气，故不能健运而水停心下也。急灸关元、气海各三百壮，服四神丹，六十日津液复生。方书皆作三焦猛热，下以凉药，杀人甚于刀剑，慎之。（津液受伤，不惟消渴，亦兼杂病，而误用寒凉者不少，时医以此杀人，而人不悟，奈何？）

[提　要]　本段主要讲述消渴的证治及验案。

[白话解]　此病是由心肺气虚，过食生冷，寒凉之物致肺气虚脱，或者色欲过度，严重损伤肾气，导致津液不能上荣而生成消渴。因为肾的经脉贯穿喉咙，联系舌根，如果肾水干涸，不能上承滋养口舌，使人大量饮水，小便却反而减少，方书记载应作为热证治疗，但是这种治法却损伤了肾脏真元之气，因误治而伤害的性命真是太多了。正确的治疗方法是，春天时灸气海穴三百壮，秋天时灸关元穴二百壮，每天服用延寿丹十丸，两个月后，肾气恢复正常。如果服用清热降火药物，虽然临时见效，但时间一长肺气慢慢耗损，肾气逐渐衰弱，就会变生成虚劳而导致死亡。这种病证禁忌酒色，饮食忌生冷硬物。脾气有余，肾气不足，就会导致消渴病的中消证。脾气实有火热，所以饮食增多但容易饥饿；肾气不足，所以腿足感觉无力，或者小便浑浊如米泔水。孙思邈认为，这种病证的病机是三焦有积热而应该用凉药，这种治法太损伤人体了。虽然脾脏有热，但使用寒凉药物后，热未除去而脾脏先被损伤。正确的治疗方法是先灸关元穴二百壮，再服用金液丹一斤，服后就会痊愈。（消渴虽然有上消、中消、下消之分，但总的病机是由于耗损津液所致。肾为津液之源，脾为津液之本，本源亏损就会导致消渴病。上消《素问》称之为膈消，口渴多饮，小便次数增多。中消，《素问》称之为消中，饮食增多，容易饥饿，身体消瘦。下消，《素问》称之为肺消，口渴小便次数增多且浑浊如油脂。饮一倍的水，排出二倍的尿量；后人又称下消为肾消，肾消的症状就已经很严重了。如果脉微涩或细小，身体瘦弱劳累，尿液有甜味者，都是不能治愈的病证。治疗大法总以生津液、补水火为主，方才得以保全性命。）

治验

一人频繁饮水而口渴不止，我说："你这是消渴病，是脾肺气虚所导致，不是内热引起的。"那个人说："先前服用六剂寒凉药物，热虽然暂时消退但是口渴不止，感觉胸胁部胀闷痞塞而发喘咳。"我说："原来的病证只是伤及脾肺，因为寒凉药物又损伤元气，所以脾失健运，导致水气停留于心下胃脘部。"立即为其灸关元穴、气海穴各三百壮，服用四神丹，两个月后津液恢复。方书均认为本病属三焦大热而用寒凉药物治疗，伤人性命的程度比刀剑还要严重，一定要谨慎啊！（津液受损，其原因不只是消渴，也可能兼夹其他杂病，而误用寒凉药物的很多，医生用这种方法杀人于无形，但是人们却不知道其中的道理，怎么办呢？）

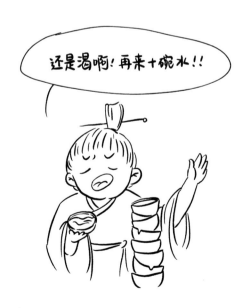

还是渴啊！再来十碗水！！

着恼病

　　此证方书多不载，人莫能辨。或先富后贫，先贵后贱，及暴忧暴怒，皆伤人五脏。多思则伤脾，多忧则伤肺，多怒则伤肝，多欲则伤心，至于忧时加食则伤胃。方书虽载内因，不立方法，后人遇此皆如虚证治之，损人性命。其证若伤肝脾则泄泻不止，伤胃则昏不省人事，伤肾则成痨瘵，伤肝则失血筋挛，伤肺则咯血吐痰，伤心则颠冒，当先服姜附汤以散邪，后服金液丹以保脾胃，再详其证而灸之。若脾虚，灸中府穴各二百壮，肾虚灸关元穴三百壮，二经若实，自然不死。后服延寿丹，或多服金液丹而愈。凉药服多，重损元气则死。（此证皆因七情[①]所伤，五志[②]之过，审其所因而调治之，庶无失误。）

---

　　① 七情：即喜、怒、忧、思、悲、恐、惊七种情志变化。

　　② 五志：即怒、喜、思、悲、恐五种情志变化，其中，肝志为怒，心志为喜，脾志为思，肺志为悲，肾志为恐。

治验

一人年十五，因大忧大恼，却转脾虚。庸医用五苓散及青皮、枳壳等药，遂致饮食不进，胸中作闷。余令灸命关二百壮，饮食渐进。灸关元五百壮，服姜附汤一二剂，金液丹二斤方愈。方书混作劳损，用温平小药误人不少，悲夫！（大忧恼而得脾泄，医用五苓、青皮、枳壳，变尚如此。近有六脉虚脱，脾肾败坏，犹云不妨而用此药者，又庸医中之厮隶①也。）

---

① 厮隶：犹"厮役"。指受人使唤的奴仆，此处引申为庸医中最低劣者。

[**提　要**]　本段主要讲述着恼病的证治及验案。

[**白话解**]　这种病证方书大都没有记载，人们不能辨识。有的人先前富裕后来变得贫穷，有的人先前地位尊贵后来变得卑贱，以及突然大悲大怒，都会伤损人体五脏。思虑过多会伤及脾脏，悲忧过多会伤及肺脏，恼怒过多会伤及肝脏，欲望过多会伤及心脏，忧虑时大量饮食就会伤胃。方书中虽然记载了内在的病因，却没有治法和方药，后人遇到这种病证都按照虚证进行治疗,伤人性命。这种病证如果伤及肝脾就会泄泻不止，伤及胃腑就会导致昏迷不省人事,伤及肾脏就会病变生成肺痿，伤及肝脏就会出现血亏失于荣养而筋脉发生拘挛，伤及肺脏就会出现咯血吐痰，伤及心脏就会出现头部眩晕，应当先服用姜附汤以疏散邪气，再服用金液丹以保护脾胃，再详细辨证候而施灸。如果脾虚，灸双侧中府穴各二百壮，肾虚灸关元穴三百壮，这两条经脉气血充实，自然不会死亡。再服用延寿丹，或者大量服用金液丹，然后就会痊愈。过量服用寒凉药物，会严重损伤元气导致死亡。（这种病证都是七情所伤，五志过及而导致，审察其病因后再进行调治，才不会有失误。）

治验

一患者十五岁，因为忧思恼怒过度，变成脾虚证。庸医用五苓散及青皮、枳壳等药物治疗，于是出现不想吃饭、胸中憋闷等症状。我让他灸命关穴二百壮，饮食逐渐增多。灸关元穴五百壮，服用姜附汤一至二剂、金液丹二斤后才痊愈。方书中将此病混作劳损，使用温平类药物医治，延误了很多人的病情，真是可悲啊！（忧恼过度导致脾泄，医生仅用五苓、青皮、枳壳治疗，病变尚且如此严重。近来又有六脉虚脱，脾肾败坏之证，还说没有大碍而使用这些药物，又是庸医中的最低劣者。）

着
恼
病

头晕

此证因冷痰聚于脑，又感风寒，故积而不散，令人头旋眼晕，呕吐痰涎，老年人宜服附子半夏汤，少壮人宜服半夏生姜汤。若用凉剂则临时有效，痰愈凝而愈固，难以速效矣。（此即所谓头风证，故有冷痰聚脑，又感风寒之说。若头晕则纯属于虚，盖肝虚则血不上荣，肺虚则清阳不运，肾虚则厥成颠疾，心虚则火炎浮越。夫风虚痰火，间或有之。至于头风，虚证不少，不可不知。）

治验

一人头风，发则旋晕呕吐，数日不食。余为针风府穴，向左耳入三寸，去来留十三呼。病患头内觉麻热，方令吸气出针，服附子半夏汤永不发。华佗针曹操头风，亦针此穴立愈。但此穴入针，人即昏倒。其法向左耳横下针，则不伤大筋，而无晕，乃《千金》妙法也。（此针法奇妙，须与高手针家议之，方得无误。）

一人起居如常，但时发头痛。此宿食在胃脘也，服丁香丸十粒而愈。

[**提　要**]　本段主要讲述头晕的证治及验案。

[**白话解**]　这种病证是寒痰积聚于脑部，加上感受风寒，导致积滞聚而不散，使人感觉头目眩晕、眼睛昏花、呕吐痰涎，老年人应当服用附子半夏汤，少壮人应当服用半夏生姜汤。如果使用寒凉药物，只会临时有疗效，痰会越来越凝固，难以取得快速的疗效。（这就是所谓的头风证，所以有冷痰聚积于脑部，又感受风寒的说法。如果头晕只是单纯的虚证，可能是肝脏虚弱导致血不能上荣于头部，或者肺脏虚弱导致清阳之气不能上升，或者肾脏虚弱出现厥证而发展成为癫病，或者心脏虚弱则虚火浮越于头部所致。风、虚、痰、火这些致病因素，有时会兼夹发病。至于头风病，虚证不少见，不可不知。）

一人患有头风，发病时就会眩晕、呕吐，好几天不吃饭。我为其针刺风府穴，向左耳方向进针三寸，行针后留针时间大约为十三次呼吸的时间。患者感觉头内麻木发热的时候，才让患者保持吸气为其出针，服用附子半夏汤后再也不会发作。华佗当年为曹操针刺治疗头风病，也是针刺风府穴后立即痊愈。但是此穴针刺不慎，患者会立即昏倒。正确的方法是针刺时向左耳方向横向进针，就不会伤到头颈部肌肉，也不会出现头晕，这是《备急千金要方》里的巧妙方法。（这种针法很是奇妙，须向医术高明的针刺医家请教学习，才不会失误。）

一人起居作息跟常人一样，但是经常发作头痛。这是有宿食积滞于胃脘部的缘故，服用丁香丸十粒后便痊愈。

厥证

《素问》云：五络俱绝，形无所知，其状若尸，名为尸厥。由忧思惊恐，致胃气虚闭于中焦，不得上升下降，故昏冒强直，当灸中脘五十壮即愈。此证妇人多有之，小儿急慢惊风亦是此证，用药无效。若用吐痰下痰药即死，惟灸此穴，可保无虞。令服来复丹、荜澄茄散而愈。（厥证《经》言详矣，尸厥不过厥证之一端。外有血厥、痰厥、煎厥、薄厥，总皆根气下虚之证，所谓少阴不至者厥也。又云内夺而厥，则为瘖痱[1]，此肾虚也。）

治验

一妇人产后发昏，二目滞涩，面上发麻，牙关紧急，二手拘挛。余曰：此胃气闭也。胃脉挟口环唇，出于齿缝，故见此证。令灸中脘穴五十壮，即日而愈。（产后血厥，仓公白薇散。）

一妇人时时死去，已二日矣，凡医作风治之不效，灸中脘五十壮即愈。

---

[1] 瘖痱（yīn fèi）：中医病名，指"舌瘖不能语，足废不能用。"多由肾精亏虚、失于荣养所致。

[**提　要**]　本段主要讲述厥证的证治及验案。

[**白话解**]　《素问》说：五络气血闭塞不通，形体没有知觉，好像尸体的状态一样，称为尸厥。忧思惊恐，导致胃气虚弱、闭塞于中焦，气机不能上升下降，出现头昏、神志不清、四肢强直，应当灸中脘穴五十壮，就会痊愈。这种病证妇人多发，小儿患有急慢惊风也属于这种情况，用药一般没有疗效。如果使用吐痰下痰药会立即死亡，只有艾灸这个穴位，才能保全性命无忧。让患者服用来复丹、荜澄茄散后痊愈。（厥证在《内经》中记载详细，尸厥不过是厥证的一种证型。除此之外，还有血厥、痰厥、煎厥、薄厥，总的病机都是下元虚弱，也即少阴经脉气血虚弱者就会发生厥证。也有人认为，内部精气虚脱就会发生厥证，这就是瘖痱证，是肾虚所导致的。）

治验

一妇人产后头目昏沉，双眼呆滞发涩，脸部感觉麻木，牙关紧闭，两手拘急疼痛。我说："这是胃气瘀闭的表现。胃经循行夹口环绕嘴唇，出于牙齿缝隙，所以出现这种症状。"为其灸中脘穴五十壮，当天就痊愈了。（对于产后因失血而导致的血厥证，应使用仓公白薇散进行治疗。）

一妇人时时发作晕厥已经两天了，所有的医生均按风证进行治疗，没有疗效，灸中脘穴五十壮后立即痊愈。

气脱

少年酒色太过，脾肾气虚，忽然脱气而死，急灸关元五百壮，服霹雳汤、姜附汤、金液丹久久而愈。此证须早治，迟则元气亦脱，灸亦无及矣。（更有血脱、神脱、精脱、津脱、液脱。若汗脱即津液脱也。）

[提　要]　本段主要讲述气脱的证治。

[白话解]　少年之时沉溺于酒色，导致脾肾气虚，忽然精气虚脱将要死亡，立即为其灸关元穴五百壮，服用霹雳汤、姜附汤、金液丹等很长一段时间后才痊愈。这种病证必须尽早治疗，如果延误就会导致元气发生虚脱，施灸治疗也没有用处了。（除气脱外，还有血脱、神脱、精脱、津脱、液脱等几种类型。汗脱就是津液虚脱的意思。）

死脉见

  此由少年七情六欲所损，故致晚年真气虚衰，死脉[①]见于两手，或十动一止，或二十动一止，皆不出三年而死。又若屋漏、雀啄之类皆是死脉。灸关元五百壮，服延寿丹、保元丹六十日后，死脉方隐，此仙师不传之妙法也。（雍正三年初冬，一董姓者，来求诊脉。其脉，或二动一止，或七动一止，或十二动，或十七动一止，此心绝脉也。仲冬[②]水旺，其何能生，姑定参、芪、茸、附、河车、脐带、桂心、枣仁等方与之。服十剂，脉之歇止参差，不似前之有定数矣，又十剂而歇止少矣，又十剂六脉如常矣。噫！不可谓药之无功也。且知治早，虽不用丹艾，亦有可生全者。）

---

  ① 死脉：中医将无胃、无神、无根的脉象称之为真脏脉，又称死脉、怪脉、败脉、绝脉，多见于疾病后期脏腑之气衰竭，胃气败绝的病证。

  ② 仲冬：也称中冬，指农历十一月，包含大雪、冬至两个节气。

[提　要]　本段主要讲述死脉的证治。

[白话解]　这种病是年少时被七情六欲损伤元气，导致晚年时真元之气虚衰，死脉见于两手寸、关、尺部位，脉搏跳动十次停止一次，或者跳动二十次停止一次，不超过三年都会死亡。如果出现像屋漏、雀啄这一类的脉象也都是死脉的表现。灸关元穴五百壮，服用延寿丹、保元丹两个月后，死脉才逐渐隐退，这是仙人都不传的妙治方法啊。（雍正三年初冬的时候，

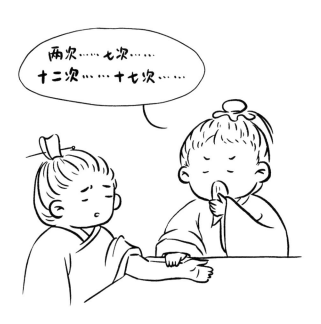

一位姓董的患者，前来请求诊脉治病。其脉象，有时跳动两次停止一次，有时跳动七次停止一次，有时跳动十二次或十七次停止一次，这是心气将要断绝的脉象。仲冬寒水之气旺盛，他怎么能保住性命呢？暂且使用人参、黄芪、鹿茸、附子、紫河车、脐带、肉桂（桂心）、酸枣仁等方药让其服用。服用十剂后，脉象的歇止不齐不像之前那样有定数了。又服用十剂后，歇止减少了。再服十剂后，六脉恢复正常了。唉！不能说药物没有疗效。知道病情尽早治疗，即使不使用丹药和艾灸，也有能够保全性命的。）

腰痛

老年肾气衰，又兼风寒客之，腰髋髀作痛，医作风痹①走痛，治用宣风散、趁痛丸，重竭真气，误人甚多。正法服姜附汤散寒邪，或全真丹，灸关元百壮，则肾自坚牢，永不作痛。须服金液丹，以壮元阳，至老年不发。（老年腰痛而作风气痹证治者，多致大害。即使风痹，重用温补亦能散去。）

[提　要]　本段主要讲述腰痛的证治。

[白话解]　人年老后肾气虚衰，又有风寒邪气侵袭人体，导致腰、胯、股部作痛，医生称之为风痹走痛，使用宣风散、趁痛丸治疗，严重损耗人体真元之气，耽误患者病情的情况很多。正确的治疗方法，服姜附汤以驱散寒邪，或者服用全真丹，灸关元穴一百壮，那么肾脏自然会坚固结实，永不复发疼痛。需要服用金液丹，以强壮元阳之气，直至老年都不会再犯。（老年人腰痛当作风痹进行治疗，多会产生严重的后果。即使真是风痹，重用温补之法也能将邪气祛除。）

---

①风痹：中医病名，也称"行痹"，表现为肢体酸痛游走无定处。多由风、寒、湿邪气侵袭所致，而以风邪为主。

中风人气虚中满

　　此由脾肾虚惫不能运化，故心腹胀满，又气不足，故行动则胸高而喘。切不可服利气及通快药，令人气愈虚，传为脾病，不可救矣。宜金液丹、全真丹，一月方愈。重者，灸命关、关元二百壮。（肾虚则生气之原乏，脾虚则健运之力微，气虚中满之证作矣。又《内经》谓藏寒生满病，医人知此不行剥削，重剂温补，为变者少矣。）

　　[提　要]　本段主要讲述中风气虚中满的证治。

　　[白话解]　这种病证是因为脾肾虚弱，不能正常运化，所以出现心腹部胀满不舒，又加上中气不足，稍微活动便出现胸闷憋喘的症状。一定不要服用行气和通下的药物，否则会使人气更虚，变为脾病，就没有办法医治了。应当服用金液丹、全真丹，一个月后便可痊愈。病情严重的，灸命关穴、关元穴二百壮。（肾虚则生气之源匮乏，脾虚则健运之力虚弱，气虚中满之证就会发生。又《黄帝内经》里提到脏腑有寒就容易生成中满病，医生明白这个道理就不会盲目使用通利攻下之品，而应重用温补药物，如是则因为误治而导致病情严重的就会减少很多。）

老人两胁痛

此由胃气虚积而不通，故胁下胀闷，切不可认为肝气，服削肝寒凉之药，以速其毙。服草神、金液十日，重者灸左食窦穴，一灸便有下气而愈，再灸关元百壮更佳。（老人与病后及体虚人两胁作痛，总宜以调理肝脾，更须察其兼证有无虚实，治颇不易。）

治验

一人脾气虚，好食冷物不消，常觉口中出败卵臭，服草神丹即愈。若服全真、金液亦效。（脾胃既为食所伤，不可再施消克。唯治以温化，则自健运矣。）

一人脾气虚，致积气留于胁下。两肋常如流水，多服草神丹而愈。（脾虚致积，当用温行，水流胁下，更仗温化。）

[**提　要**]　本段主要讲述老人两胁痛的证治及验案。

[**白话解**]　这种病证是由于胃气虚弱，饮食积滞于胃脘，气机阻塞不通，所以出现胁肋下胀满不舒的症状，千万不要认为是由肝气郁滞引起的，服用疏肝理气的寒凉药物，会加速病人的死亡。应当服用草神丹、金液丹十天，病情严重的艾灸左侧食窦穴，一施灸便会气机下行而愈，再灸关元穴一百壮后疗效会更好。（老年人及病后体质虚弱者出现两胁疼痛，治疗法则应以调理肝脾为主，更需审察其兼夹病证，分清有无虚证、实证存在，治疗起来很不容易。）

治验

一人脾气虚弱，喜欢吃寒凉的食物却不能消化，常常感觉嘴里有一股臭鸡蛋味，服用草神丹后就痊愈了。如果服用全真丹、金液丹也会有疗效。（脾胃既然已经被饮食所伤，就不能再使用攻伐的方法。用温化的方法治疗，脾胃就会恢复健运的动力。）

一人脾气虚弱，导致邪气积聚于胁肋部位。两胁肋部位常常感觉像流水一样不舒服，多次服用草神丹后痊愈。（因脾虚导致郁积之证，应当使用温化行气之法，水邪流于胁下，更需要使用温化之法治疗。）

疝气

由于肾气虚寒，凝积下焦，服草神丹，灸气海穴自愈。（此证《内经》论五脏皆有，而后人以病由于肝，先生言因肾气虚寒，总不若丹艾之妙。）

[提　要]　本段主要讲述疝气的证治。

[白话解]　这种病证是肾气虚寒，积滞凝结于下焦所致，服用草神丹，灸气海穴后自然就会痊愈。（《黄帝内经》论述疝气病因，五脏病变均可导致此证。然而后世医家认为此病是肝脏病变所导致的，先生认为其病因在于肾气虚寒，总不如用丹药和艾灸治疗更见效。）

吞酸

　　凡人至中年，脾气虚弱，又伤生冷硬物，不能运行，蕴积中焦，久之变为郁火、停痰，故令噫气，久则成中满、腹胀之证。须服草神丹、全真丹、金液丹皆可。（吞酸为病虽微，致害非浅。苟不慎节饮食，戒谨房帏，久久无不变成臌胀。）

　　[提　要]　本段主要讲述吞酸的证治。

　　[白话解]　凡是人到中年，就容易出现脾气虚弱的病证，又加上饮食生冷硬物损伤脾气，导致脾气不能运化，饮食积滞于中焦，时间一长就会生成郁火、积滞等，出现嗳气，病久就会生成中满、腹胀之病。服用草神丹、全真丹、金液丹都可以。（吞酸这个病证虽然轻微，给人体带来的伤害却不小。如果不注意节制饮食，远离房事，病久后没有不生成臌胀的。）

脾疟

凡疟病由于暑月多吃冰水冷物，伤其脾胃，久而生痰。古今议论皆差，或指暑邪，或分六经，或云邪祟[1]，皆谬说也。但只有脾胃之分，胃疟易治，脾疟难调。或初起一日一发，或间日一发，乃阳明证也。清脾饮、截疟丹皆可。若二三日一发，或午后发，绵延不止者，乃脾疟也。此证若作寻常治之，误人不少。正法当服全真、草神、四神等丹。若困重日久，肌肤渐瘦，饮食减少，此为最重，可灸左命关百壮，自愈。穷人艰于服药，只灸命关亦可愈。凡久疟只灸命关，下火便愈，实秘法也。（脾疟原属正虚，治得其法，应手即愈。而世人竟尚柴胡，攻多补少，不知元气既虚，又拨其本，以致耽延时日，变端百出。先生灸法，实可宗主。）

---

① 邪祟：旧指作祟害人的鬼怪。

治验

一人病疟月余，发热未退。一医与白虎汤，热愈甚。余曰：公病脾气大虚，而服寒凉，恐伤脾胃。病患云：不服凉药，热何时得退。余曰：《内经》云，疟之始发，其寒也，烈火不能止；其热也，冰水不能遏。当是时，良工不能措其手，且扶元气，待其自衰。公元气大虚，服凉剂退火，吾恐热未去，而元气脱矣。因为之灸命关，才五七壮，胁中有气下降，三十壮全愈。（久疟而用白虎，真所谓盲人说瞎话也。缪仲醇一代名医，论多出此，窃所未解。予观《广笔记》，疑其所学，全无巴鼻[1]。至于《本草经疏》，设立许多禁忌，令后人疑信相半，不敢轻用，为患匪细。）

---

[1] 巴鼻：来源，依据。

[提　要]　本段主要讲述脾疟的证治及验案。

[白话解]　凡是疟病大多暑月贪食冰水寒凉之物，损伤脾胃之气，日久生成痰饮而导致的。古今对此病的认识都有差错，有的说是暑邪，有的说要分六经，有的说是鬼邪作祟，这些都是错误的说法。疟病只有脾胃之分，胃疟容易治疗，脾疟就难以治愈了。有的发病之初一天发作一次，有的间隔一天发作一次，这是阳明胃经的证候。清脾饮、截疟丹都可以治疗。如果两三天发作一次，或者午后定时发作，缠绵不愈的，这是脾疟的表现。这种病证如果采用一般方法治疗，会耽误很多患者的病情。正确的治疗方法，应当服用全真丹、草神丹、四神丹等丹药。如果患病后长期感觉四肢困倦沉重，肌肉逐渐消瘦，饮食减少，这是病情最为严重的表现，可以灸左侧的命关穴一百壮，自然就会痊愈。由于费用问题，穷苦人很难坚持服用药物，只灸命关穴也可以治愈。凡是疟病日久，只要灸命关穴，点燃艾火后不久就会痊愈，这实在是秘方啊！（脾疟病原本是正气虚弱之证，如果治疗得当，施治后便会痊愈。然而世人竟然崇尚柴胡一类的药物，攻伐较多，温补较少，不知道元气既然已经虚弱，又攻伐其本元，以致病情延误，变证百出。先生所用灸法，实在可作为治本之法。）

治验

一人患疟病已经一个多月，发热没有消退。一位医生开白虎汤让其服用，发热更加严重。我说："你的脾气非常虚弱，却服用寒凉的药物，恐怕会伤及脾胃。"患者说："不服用凉药，发热的症状什么时候才能退去。"我说："《黄帝内经》里讲过，疟病初发时，其寒冷的症状，烈火不能缓解；其发热的症状，冰水不能消退。这时，医生不能什么都不做，只需扶助其元气，等待病邪自己衰退。你身体元气很虚弱，服用寒凉药物退火，我担心热还没有退去，元气已经虚脱了。"因此，为其灸命关穴，还不到五七壮，便感觉胁中有气下行，三十壮后便痊愈了。(疟病日久却用白虎汤，真是所说的盲人说瞎话。缪希雍是一代名医，后世许多医理出自此人观点，我至今有所不理解。看完《先醒斋医学广笔记》这本书后，我怀疑他所学的全然没有依据。至于《神农本草经疏》这本书，里面设立了许多禁忌，使后人半信半疑，不敢轻易使用，为害不小。)

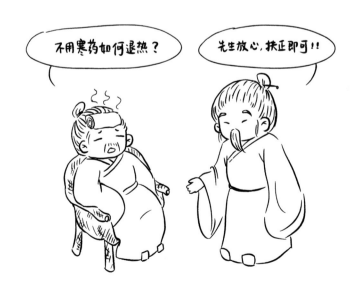

胃疟

《素问》论疟而无治法，《千金》虽传治法，试之无效。凡人暑月过啖冷物，轻则伤胃，重则伤脾。若初起先寒后热，一日一发，乃胃疟也，易治。或吐，或下，不过十日而愈。扁鹊正法，服四神丹，甚者灸中脘穴三十壮愈。（此证感浅病轻，人多忽略。雍正三年，秋冬之交，人皆病此，重剂温补，或可幸免，投药少瘥，立见冰脱。用清解小柴胡者，皆不能起。宁绍之人，死者比比。以其溺用寒凉，虽一误再误，而终不悟也。）

[**提　要**]　本段主要讲述胃疟的证治。

[**白话解**]　《素问》里论述疟病，却没有记载其治法，《备急千金要方》里虽然记载了治法，但是试用之后却没有疗效。凡是人在暑月过量食用寒凉之品，病情轻者会伤及胃腑，严重者就会伤及脾脏。如果发病之初出现先发冷后发热的症状，每天发作一次，这是胃疟的表现，容易治疗。或者使用吐法，或者使用下法，不超过十天就会痊愈。扁鹊的治疗方法是，服用四神丹，病情严重者灸中脘穴三十壮后就会痊愈。（这种病证感受病邪轻浅，大多被人们忽略。雍正三年，秋冬季节转换之际，人们都病发胃疟，大剂使用温补药物，或许可以保全性命，使用药物稍有错谬，立即可见因寒凉导致病人元气虚脱。使用小柴胡等进行清解的患者，都没有治愈。宁波、绍兴这一带的人，病死者到处都是。因为医生过度使用寒凉药物，虽然一错再错地进行误治，却始终也没有明白其中的道理。）

邪祟 ①

  此证皆由元气虚弱，或下元虚惫，忧恐太过，损伤心气，致鬼邪乘虚而入，令人昏迷，与鬼交通。当服睡圣散，灸巨阙穴二百壮，鬼气自灭，服姜附汤而愈。（邪祟乌能着人，人自着之耳。果立身正直，心地光明，不负君亲，无惭屋漏，鬼神钦敬不遑，何邪祟之敢乘哉？惟其阴幽偏颇，卑惵②昏柔之辈，多能感此，有似邪祟之附着，究非邪祟也。盖由人之藏气受伤而神魂失守。故肝脏伤则意不宁，而白衣人来搏击；心脏伤则神不安，而黑衣人来毁伤；脾脏伤则意有不存，而青衣人来殴辱；肺脏伤则魄不守，而红衣人来凌轹③；肾脏伤则志多犹疑，而黄衣人来斥辱。此皆神气受伤，以致妄有闻见，不觉其见乎四体，发乎语言，而若有邪祟所附也。正法惟有安其神魂，定其志魄，审其何脏之虚而补之，何脏之乘而制之可也。）

---

① 邪祟（suì）：旧指作祟害人的鬼怪。祟，旧指鬼神给人带来的灾祸。
② 卑惵（bēi dié）：指内心怯弱畏惧。
③ 凌轹（lì）：欺压，压倒。

治验

一妇人因心气不足，夜夜有少年人附着其体，诊六脉皆无病。余令灸上脘穴五十壮。至夜鬼来，离床五尺不能近，服姜附汤、镇心丹五日而愈。

一贵人妻为鬼所着，百法不效。有一法师书天医符奏玉帝亦不效。余令服睡圣散三钱，灸巨阙穴五十壮，又灸石门穴三百壮。至二百壮，病患开眼如故，服姜附汤、镇心丹五日而愈。

一妇人病虚劳，真气将脱，为鬼所着。余用大艾火灸关元，彼难忍痛，乃令服睡圣散三钱，复灸至一百五十壮而醒。又服又灸，至三百壮，鬼邪去，劳病亦瘥。

[提　要]　本段主要讲述邪祟的证治及验案。

[白话解]　这种病证都是由于元气虚弱，或者下焦元气虚乏，忧愁恐惧太过，导致心气受损，鬼邪乘虚侵袭人体，使人神志不清，与鬼邪会面。应当服用睡圣散，灸巨阙穴二百壮，鬼邪自然就会被消灭，服用姜附汤后就会痊愈。(鬼邪哪里能够附着人体，人们只是自己这样想罢了。如果做人正直，心地光明磊落，没有辜负君主和亲人，不因为居住破落而自惭不如，鬼神钦佩你都来不及呢，什么样的鬼邪敢乘虚侵入人体呢? 只有那些性情阴郁偏执，内心怯弱畏惧的人，多能感受鬼邪，好像有鬼邪附体一样，其实不是鬼邪致病。大概是人的脏气受损导致神魂失守而表现出这种症状。所以肝脏损伤就会意念不宁，感觉有白衣人来击打自己；心脏损伤就会出现神志不安，感觉有黑衣人来伤害自己；脾脏损伤就会出现意念不能内守，感觉有青衣人来殴打辱骂自己；肺脏损伤就会出现魂魄不能内守，感觉有红衣人来欺凌自己；肾脏损伤就会出现神志犹豫不决，感觉有黄衣人来斥责辱骂自己。这些都是神气损伤的表现，以致听见荒诞的声音，看见不真实的景象，却没有察觉其表现于四肢，流露于言语，就

好像有鬼邪附体一样。正确的治疗方法只有安定神志，固其魂魄，看其哪一脏腑虚弱而去进行补益，哪一脏腑相乘而去进行承制就可以了。)

治验

一妇人因为心气不足，出现夜夜都有少年人附着其身体，诊其六脉都没有病象。我为其灸上脘穴五十壮。等到晚上鬼邪来时，感觉离床有五尺远而不能靠近，服用姜附汤、镇心丹五天后痊愈。

一贵人的妻子被鬼邪附身，各种方法治疗都没有效果。有一个法师书写天医符禀奏玉帝也没有疗效。我让其服用睡圣散三钱，灸巨阙穴五十壮，又灸石门穴三百壮。灸至二百壮时，患者睁眼恢复正常，服用姜附汤、镇心丹五天后痊愈。

一妇人患虚劳，真气将要虚脱，被鬼邪附体。我重用艾火灸其关元穴，患者感觉疼痛难以忍受，于是让其服用睡圣散三钱后，再次灸至一百五十壮后睡醒。又让其服用睡圣散后再次施灸，灸至三百壮时，鬼邪被祛除，虚劳病也好了。

邪
祟

205

怔忡

　　凡忧思太过，心血耗散，生冷硬物损伤脾胃，致阴阳不得升降，结于中焦，令人心下恍惚，当以来复丹、金液丹、荜澄茄散治之。若心血少者，须用独骸大丹，次则延寿丹亦可。(忧思之伤，怔忡之本证。饮食之伤，怔忡之兼证，微有虚实之殊。审证施治，自然无误。)

　　[提　要]　本段主要讲述怔忡的证治。

　　[白话解]　凡是忧思过度，耗散心血，或者饮食生冷硬物损伤脾胃，导致阴阳之气升降失调，郁结于中焦，使人神思不定，慌乱无主，应当服用来复丹、金液丹、荜澄茄散进行治疗。如果心血亏虚，必须使用独骸大丹，其次选用延寿丹也可以。(忧思损伤，是怔忡的本证。饮食损伤，是怔忡的兼证，稍微有虚实的不同。辨证之后进行施治，自然不会失误。)

心痛

皆由郁火停痰而作，饮食生冷填于阳明、太阴分野，亦能作病，宜全真丹。若胃口寒甚，全真丹或姜附汤不愈，灸中脘七十壮。若脾心痛发而欲死，六脉尚有者，急灸左命关五十壮而苏，内服来复丹、荜澄茄散。若时痛时止，吐清水者，乃蛔攻心包络也，服安虫散。若卒心痛，六脉沉微，汗出不止，爪甲青，足冷过膝，乃真心痛也，不治。（心为一身之主宰，一毫不可犯，处正无偏，岂宜受病。凡痛非心痛，乃心之包络痛与脾痛、胃痛、膈痛耳。审其所因、所客，或气、或痰，虽有九种之分，虚实之异，大概虚者为多，属实者间亦有之。审察而治，庶无差错。）

[**提　要**]　本段主要讲述心痛的证治。

[**白话解**]　心痛这种病证都是郁火积聚、痰饮内停而导致的，饮食生冷之物填充于阳明、太阴之间，也能病发心痛，应当服用全真丹。如果胃腑寒气较重，全真丹或姜附汤不能治愈，可以灸中脘穴七十壮。如果脾心痛发作将要死亡，六脉尚且还存在，立即灸左侧命关穴五十壮后患者会苏醒，再服用来复丹、荜澄茄散。如果心痛发作时痛时止，呕吐清水者，这是蛔虫侵入心包络的缘故，服用安虫散。如果突然发作心痛，六脉沉微，出汗不止，手指甲发青，脚趾至膝盖全部冰凉，这是真心痛的表现,病情已经很严重不可救治了。(心为一身的主宰,丝毫不可以侵犯,正气充足没有偏颇,怎么能够得病呢? 凡是心痛,其实不是心痛,而是心包络痛和脾痛、胃痛、膈痛。审查其病因、损伤部位,或者是气滞,或者是痰饮,虽然可以分为九种证型,从病性虚实来看,大概属虚证者居多,也有属实证的。审查后再施治,才不会有差错。)

痹病

　　风寒湿三气合而为痹，走注疼痛，或臂腰足膝拘挛，两肘牵急，乃寒邪凑于分肉之间也，方书谓之白虎历节风①。治法于痛处灸五十壮，自愈，汤药不效，惟此法最速。若轻者不必灸，用草乌末二两、白面二钱，醋调，熬成稀糊，摊白布上，乘热贴患处，一宿而愈。（痹者，气血凝闭而不行，留滞于五脏之外，合而为病。又邪入于阴则为痹，故凡治痹，非温不可。方书皆作实治，然属虚者亦颇不少。）

---

　　① 白虎历节风：指四肢关节疼痛，不能屈伸的疾病。

[**提　要**]　本段主要讲述痹病的证治。

[**白话解**]　风、寒、湿三气杂合而至发为痹证，表现为走窜疼痛，或者手臂、腰、足、膝发生拘急疼痛，两肘部牵扯急痛，这是寒邪侵入分肉腠理之间的表现，方书称之为白虎历节风。治疗方法是在疼痛处施灸五十壮，自然就会痊愈，服用汤药不能很快见效，这是取效最为迅速的方法。如果病情比较轻，不用施灸，用草乌末二两、白面二钱，用醋调和，熬成稀糊，摊在白布上，趁热敷贴于患处，一个晚上过后就能痊愈。（痹证，是由于气血凝滞闭塞不能正常通行，留滞于五脏之外，加上外邪侵袭合而发为此病。因为邪气侵入阴分就会发生痹证，所以凡是治疗痹证，必须使用温法。方书记载都是当作实证来治疗，然而病证中属虚证者也有很多。）

神疑病

凡人至中年，天数自然虚衰，或加妄想忧思，或为功名失志，以致心血大耗，痴醉不治，渐至精气耗尽而死。当灸关元穴三百壮，服延寿丹一斤。此证寻常药饵皆不能治，惟灸艾及丹药可保无虞。（此乃失志之证，有似痴呆，或如神祟，自言自笑，神情若失，行步若听。非大遂其志不能愈，故愈者甚少。）

治验

一小儿因观神戏受惊，时时悲啼如醉，不食已九十日，危甚。令灸巨阙五十壮，即知人事，曰：适间心上有如火滚下，即好。服镇心丸而愈。（惊则神无所倚，痰涎入客包络，宫城受伤，心不安宁，故肺气来乘，而虚火上蒸。灸法之妙，愈[1]于缓惊锭、抱龙丸多矣。）

一人功名不遂，神思不乐，饮食渐少，日夜昏默已半年矣，诸医不效。此病药不能治，令灸巨阙百壮、关元二百壮，病减半；令服醇酒一日三度，一月全安。盖醺酣忘其所慕也。（失志不遂之病，非排遣性情不可。以灸法操其要，醉酒陶其情，此法妙极。）

---

① 愈：胜过，超过。

[提　要]　本段主要讲述神痴病的证治及验案。

[白话解]　凡是人到了中年，体质自然就会衰弱，加上妄想、忧思等情志损伤，或者为功名而意志消沉，导致耗伤大量心血，病发神志异常、痴呆而不能医治，逐渐耗尽精气直至死亡，应当灸关元穴三百壮，服用延寿丹一斤。这种病证一般的药物都不能治愈，只有艾灸和丹药可以治疗神痴病。（这是由于不得志而导致的，好像痴呆一样，或者像鬼神附体，自言自笑，神志失常，行走时好像能听见异常的声响。这种病证除非使其愿望得到实现，否则难以治愈，因此痊愈者很少。）

治验

一小孩儿因为观看鬼神的戏剧受到惊吓，经常悲伤地啼哭好像痴迷一样，已经三个月没有吃饭了，病情非常严重。让其灸巨阙穴五十壮后，立即能知晓人事，说："刚才感觉心上好像有火滚下来，一下就好了。"服用镇心丸后痊愈。（受惊吓后则神气失去其依附之所，痰涎乘虚侵入心包络，心包络受伤，心志不得安宁，所以肺气前来相侵，而致虚火上蒸。灸法取效迅速，比服用缓惊锭、抱龙丸的疗效要好很多。）

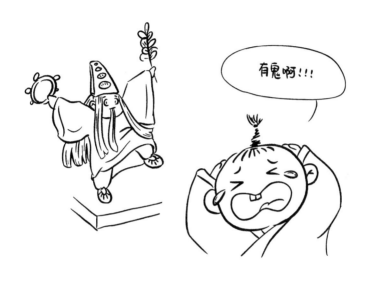

　　一人因为事业功名不顺心，神思恍惚，闷闷不乐，饮食逐渐减少，整天昏昏沉沉已经半年多了，很多医生看过后都没有疗效。这种病证药物不能治愈，让其灸巨阙穴一百壮、关元穴二百壮，病情好转一半；让其服用醇香的美酒一天三次，一个月后病情痊愈。大概是因为微酣醉醺的时候会忘记他所想要的功名吧。（情志不遂所导致的病证，必须排遣性情后才能好转。用灸法治疗其根本，用醉酒的方式陶冶其性情，这种治疗方法真是太奇妙了。）

下注病

　　贫贱人久卧湿地，寒邪客于肾经，又兼下元虚损，寒湿下注，血脉凝滞，两腿粗肿，行步无力，渐至大如瓜瓠[①]。方书皆以消湿利水治之，损人甚多，令灸涌泉、三里、承山各五十壮即愈。（俗名苏木腿，形状怪异可畏。终身之疾，鲜有愈者。先生灸法，未知验否。）

　　[提　要]　本段主要讲述下注病的证治。

　　[白话解]　贫穷地位低贱之人，长期睡卧于寒湿之地，导致寒邪侵入肾经，加上患者下元虚弱耗损，寒湿邪气下注于人体腿足，血脉凝结滞涩不畅，表现为两腿粗肿，行走没有力气，逐渐肿大像瓜一样粗大。方书记载多用消湿利水的方法治疗，损伤太多人的性命，让其灸涌泉穴、足三里穴、承山穴各五十壮后即愈。（下注病，俗名又称苏木腿，形状怪异让人害怕。这种病需要终身医治，很少有痊愈的。先生的灸法，不知道是否真能取效。）

---

　　① 瓜瓠（hù）：泛指瓜类作物。

脚气

下元虚损，又久立湿地，致寒湿之气，客于经脉，则双足肿痛，行步少力。又暑月冷水濯足，亦成干脚气，发则连足心、腿肕，肿痛如火烙，或发热、恶寒。治法灸涌泉穴，则永去病根。若不灸，多服金液丹亦好。平常药临时有效，不能全除。其不能行步者，灸关元五十壮。大忌凉药，泄伤肾气，变为中满、腹胀而死。久患脚气人，湿气上攻，连两胁、腰腹、肩臂拘挛疼痛，乃肾经湿盛也。服宣风丸五十粒，微下而愈。然审果有是证者可服，若虚人断不可轻用。（脚气壅疾，言邪气壅滞于下，有如痹证之闭而不行。但此证发则上冲心胸、呕吐、烦闷，甚为危险，即《内经》所谓厥逆是也。轻者，疏通经脉，解散寒湿，调其阴阳，和其血气，亦易于治。如苏梗、腹皮、木瓜、槟榔、苍术、独活等药，皆可用也。其甚者，憎寒、壮热、气逆、呕吐、筋急入腹，闷乱欲绝，此邪冲入腹，危险更甚，非重用温化不可，如茱萸、姜附等药，宜皆用之。至如剥削过度，脉微欲绝，变成虚寒，往往不起，不可谓壅疾而不利于补也。）

治验

一人患脚气，两胻骨连腰，日夜痛不可忍，为灸涌泉穴五十壮，服金液丹五日全愈。（此证有似痛痹。）

一女人患脚气，忽手足遍身拘挛疼痛，六脉沉大，乃胃气盛也，服宣风丸三十粒，泄去而愈。（此证须细审的确，方可用。）

[提　要]　本段主要讲述脚气的证治及验案。

[白话解]　由于下元虚弱耗损，又长期站立于寒湿之地，导致寒湿之气，侵入经脉，出现双脚肿痛，行走感觉乏力。加上暑月用冰冷之水洗脚，也会病发于脚气，发作时会出现足心至小腿肿痛，好像用火烫一样，或者出现发热、恶寒等症状。治疗方法为灸涌泉穴，可一次性除去病根。如果不用灸法，多服用金液丹也会有疗效。平常的药物只是临时有效，不能除去病根。如果表现为不能行走，可以灸关元穴五十壮。一定要禁忌寒凉药物，以免损伤耗泄肾气，变为中满、腹胀等危重病证后导致死亡。患脚气病久后，湿气向上侵犯人体，出现两胁、腰腹、肩臂部拘挛疼痛，这是肾经湿气较盛的表现。服用宣风丸五十粒，稍微泻下之后就会痊愈。然须审查确实属于这种病证的可以服用。如果是体质虚弱之人，万万不可以轻易服用。（脚气被称为壅疾，是说寒湿之气壅滞于下，就好像痹证闭阻气血不能运行。但是，这种病证发作时会出现上冲心胸的表现，如呕吐、烦闷等，非常危险。这也就是《黄帝内经》中所说的厥逆病证。病情较轻者，疏通经络，散寒祛湿，调和阴阳，调和气血，

也容易治愈。像紫苏梗、大腹皮、木瓜、槟榔、苍术、独活等药物，都可以使用。病情严重的，出现憎寒、壮热、气逆、呕吐、腹部筋急疼痛，心胸闷乱将要死亡，这些都是邪气攻冲入腹的表现，病情更是危重，必须重用温化治疗方法，像吴茱萸、干姜、附子等这些药物，都可以使用。至于过度使用攻伐方法导致元气虚弱，脉微欲绝，变为虚寒之证，已成不治之疾，不能说壅疾不宜使用补法。)

治验

一人患有脚气，两小腿连及腰部，日夜疼痛难以忍受，为其灸涌泉穴五十壮，服用金液丹五天后痊愈。(这个病证类似痛痹。)

一女子患有脚气，突然手脚、全身拘挛疼痛，六脉沉大，这是胃气盛的表现，服用宣风丸三十粒，泻下之后就会痊愈。(这种病证应当仔细审查，然后才可施用。)

足痿病

凡腰以下肾气主之，肾虚则下部无力，筋骨不用，可服金液丹，再灸关元穴，则肾气复长，自然能行动矣。若肾气虚脱，虽灸无益。（此证《内经》皆言五脏虚热，故后人有补阴、虎潜、金刚、地黄等丸。东垣又作湿热，而以潜行散为治痿妙药，然不可泥也。虚寒之证亦颇不少，临证审详，自有分晓。）

治验

一老人腰脚痛，不能行步，令灸关元三百壮，更服金液丹，强健如前。

[提　要]　本段主要讲述足痿病的证治及验案。

[白话解]　腰部以下为肾气所主，肾虚则下肢无力，筋骨痿弱不能运动，可服用金液丹，再灸关元穴，那么肾气就会恢复，双腿自然就能运动了。如果肾气已经虚脱，即便施灸也没有用处。（这种病证，《黄帝内经》中都说是五脏虚热证候，所以后人用大补阴丸、虎潜丸、金刚丸、地黄丸等药物进行治疗。李东垣又说，其病机属于湿热为患，认为潜行散是治疗痿证的妙药，然而临床治疗不可拘泥。因为虚寒证也不少见，临证时要仔细审查，病情自然就能把握。）

治验

一老年人腰脚疼痛，不能行走，让其灸关元穴三百壮，再服用金液丹，身体跟以前一样强健。

足痿病

黄疸

暑月饮食冷物,损伤脾肾。脾主土,故见黄色。又脾气虚脱,浊气停于中焦，不得升降，故眼目遍身皆黄，六脉沉紧。宜服草神丹及金液、全真、来复之类，重者灸食窦穴百壮，大忌寒凉。(此证第一要审阴阳。阳黄必身色光明，脉来洪滑，善食发渴，此皆实证，清湿热、利小便可愈。若身热脉浮亦可发表。阴黄则身色晦暗，神思困倦，食少便溏，脉来无力。重用温补，则小便长而黄自退。若误作阳黄治之，为变非细。又一种胆黄[①]证，因大惊卒恐，胆伤而汁泄于外，为病最重。惟觉之早，而重用温补者，尚可挽回。)

治验

一人遍身皆黄，小便赤色而涩，灸食窦穴五十壮，服姜附汤、全真丹而愈。

---

① 胆黄：指由于胆道受阻，胆汁不循常道外溢而瘀积入血，溢于肌表，出现右胁痛、黄疸为主要表现的病证。

[提　要]　本段主要讲述黄疸的证治及验案。

[白话解]　暑月饮食寒凉之物，损伤脾肾之气。脾主土，所以患者表现为黄色。又由于脾气虚脱，浊气停滞于中焦，导致气机不能升降，所以眼睛及全身都是黄色，六脉沉紧。应当服用草神丹、金液丹、全真丹、来复丹之类的药物，病情严重的可以灸食窦穴一百壮，一定禁忌寒凉药物。（这种病证治疗时，首先要分辨阴阳。阳黄的病人，遍身黄色鲜明，脉象洪滑，饮食量多，口渴，这些都是实证的表现，用清利湿热、利小便的方法就能治愈。如果出现发热、脉浮，也可以用祛风解表之法。阴黄的病人，全身黄色晦暗，神情倦怠，饮食减少，大便溏薄，脉象无力。重用温补之法，就会出现小便增多而黄疸自然消退。如果误认作阳黄治疗，为害不小。又有一种胆黄病证，由于突然受到惊吓，导致胆囊受损而胆汁泄漏于外，病情最为严重。只有发现及时，重用温补方法治疗，尚且可以挽回性命。）

治验

一患者全身发黄，小便发红而短涩，让其灸食窦穴五十壮，服用姜附汤、全真丹后痊愈。

黑疸

由于脾肾二经，纵酒贪色则伤肾，寒饮则伤脾，故两目遍身皆黄黑色，小便赤少，时时肠鸣，四肢困倦，饮食减少，六脉弦紧，乃成肾痨^①。急灸命关三百壮，服草神丹、延寿丹而愈。若服凉药必死。

[提　要] 本段主要讲述黑疸的证治。

[白话解] 黑疸发病是由于脾肾二经受损，沉溺于酒色就会伤肾，饮食寒凉就会伤脾，所以，出现两目及全身都是黑黄色，小便发红短少，经常出现肠鸣，四肢困倦乏力，饮食减少，六脉弦紧，病变发展成肾痨。应立即灸命关穴三百壮，服用草神丹、延寿丹后就会痊愈。如果服用寒凉药物，必定会导致死亡。

---

① 肾痨：即肾劳，由于劳损伤肾所致，症见腰痛、尿频或小便不利、遗精、白浊等。

便闭

　　老人气虚及妇人产后少血，致津液不行，不得通流，故大便常结。切忌行药，是重损其阴也。只服金液丹，久久自润，或润肠丸亦可。又大小便主肾，肾开窍于二阴，能营运津液。若肾气虚则二便皆不通，亦服金液丹，肾气壮则大小便自利矣。（有陈姓盐商，年七十六矣。春时患中风脱证，重剂参附二百余服，获痊。至十月，大便闭结不行，日登厕数十次，冷汗大出，面青肢厥。一马姓医，用滋补剂，入生大黄三钱。予深以为不可，戒之曰：老年脱后，幸参附救全，不能安养，过于思虑，以致津液枯竭，传送失宜。惟可助气滋津，佐以温化，自然流通，何事性急，以速其变。若一投大黄，往而不返，恐难于收功矣。姑忍二三日，势当自解。病者怪予迟缓，口出怨咎之辞。至次日，不得已，用人参二两、苁蓉一两、当归五钱、松柏仁各五钱、附子三钱、升麻四钱，煎服；外用绿矾一斤入圊桶①，以滚水冲入，扶其坐上，一刻而通。）

---

① 圊（qīng）桶：便溺器。圊：厕所。

[**提　要**]　本段主要讲述便闭的证治。

[**白话解**]　老年人气虚及妇人产后气血亏少，导致津液亏虚不能濡润肠道，肠道运行失畅，所以大便常常闭结不通。一定不能使用通利泻下的药物，这样会更加损伤其阴液。只服用金液丹，慢慢滋润肠腑，或者服用润肠丸也可见效。大、小便由肾所主，肾开窍于前后二阴，能够运行津液。如果肾气虚就会出现二便都不通畅的表现，也可以服用金液丹，肾气充足强壮后大、小便自然会通利。(有一位姓陈的盐商，已经七十六岁了。春天的时候发作中风脱证，大量使用人参、附子类药物达二百余剂，最终痊愈。到十月份时，出现大便闭结不通的症状，每天到厕所数十次，出冷汗，面色发青，四肢冰凉。一位姓马的医生，使用滋补药物，加入生大黄三钱。我认为这样做非常不可行，告诫他说："老年人病发中风脱证后，幸好用参附之类保全了性命，却不能安心养病，思虑过度，导致津液耗伤枯竭，肠腑传送功能失调。只有益气滋养津液，辅助以温化药物，津液自然就会流通，何必要急于一时、加速疾病的变化呢？如果一旦使用大黄，病情向前发展，挽救也来不及了。暂且等二三日，其病情自然会缓解。"

患者责怪我治病迟缓，开始抱怨不已。到第二天，不得已，于是用人参二两、苁蓉一两、当归五钱、松仁五钱、柏子仁五钱、附子三钱、升麻四钱，煎汤服用；外用绿矾一斤放入便桶，用沸水冲开，扶患者坐在上面，不一会儿大便就通畅了。）

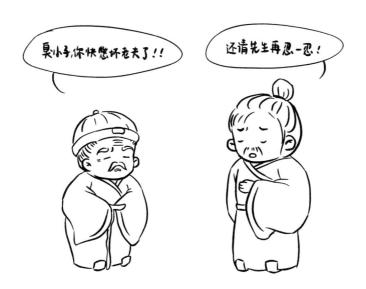

臭小子，你快憋坏老夫了！！

还请先生再忍一忍！

便闭

溺血

　　凡膏粱^①人，火热内积，又多房劳，真水既涸，致阴血不静，流入膀胱，从小便而出。可服延寿丹，甚者灸关元。若少壮人，只作火热治之，然在因病制宜。（火热内积，实证也，一剂寒凉可解。房劳传肾，虚证也，非温补不可。审证而治，大有分别。）

　　[提　要]　本段主要讲述尿血的证治。

　　[白话解]　凡是食用膏粱厚味之人，大多体内有火热积滞，加上房事频繁损伤身体，真阴之水已经干涸，导致阴血躁动不能正常运行，流入膀胱，随小便而排出。可服用延寿丹，病情严重者灸关元穴。如果是少壮人，只当作是火热证进行治疗，在于根据病证变化而施治。（火热积滞于内，这是实证，服用寒凉药物一剂便能痊愈。房劳损伤肾精，这是虚证，必须使用温补治法。审查不同病证进行施治，这有很大的区别。）

---

　　① 膏粱：肥肉和细粮，泛指肥美的食物。

淋证

　　此由房事太过，肾气不足，致包络^①凝滞，不能通行水道则成淋也。服槟榔汤、鹿茸丸而愈。若包络闭涩，则精结成砂子，从茎中出，痛不可忍，可服保命丹，甚者灸关元。（淋浊之证，古人多用寒凉、分清、通利之品，然初起则可，久而虚寒，又当从温补一法。）

　　[提　要]　本段主要讲述淋证的证治。

　　[白话解]　这种病证是由于房事过于频繁，肾气损耗严重，导致其周围血络凝滞，不能正常运行和疏通水道，就会发展成淋证。服用槟榔汤、鹿茸丸后就会痊愈。如果周围血络闭塞凝结，就会生成结晶，变为砂石，从阴茎中排出，剧痛难以忍受，可以服用保命丹，病情严重者可以灸关元穴。（淋浊一类病证，古人多使用寒凉、分清化浊、通利小便的药物，然而发病之初尚且可以应用，病久后病情就会转为虚寒证，又应当使用温补的治疗方法。）

---

　　① 包络：包围环绕之意，中医指联属周身上下的脉络。

肠癖下血

　　此由饮食失节，或大醉大饱，致肠胃横解。久之冷积结于大肠之间，致血不流通，随大便而出。病虽寻常，然有终身不愈者。庸医皆用凉药止血，故连绵不已。盖血愈止愈凝，非草木所能治也。正法：先灸神阙穴百壮，服金液丹十两，日久下白脓，乃病根除也。（《经》云：阴络伤则血内溢，血内溢则后血。治此之法，总在别其脉之强弱，色之鲜暗，该清、该温，愈亦不难。若不慎饮食，恣纵酒色，断不能愈矣。）

[**提　要**]　本段主要讲述肠癖下血的证治。

[**白话解**]　这种病证是由于饮食没有节制，或者嗜酒暴食，导致肠胃运动松散弛缓。病久后寒冷积滞于大肠之间，导致血液不能正常循脉络流通，随大便而排出体外。这个病虽然很常见，然而却有终身不能痊愈的患者。庸医都善于使用寒凉药物来止血，所以出现下血连绵不绝。因为越是止血，血就越凝滞，不是草木所能治愈的。正确的治疗方法：先灸神阙穴一百壮，服用金液丹十两，时间一长，排出白脓后，这是除去病根的表现。(《黄帝内经》说：阴络损伤，血液就会在体内溢出，血液溢出后就会出现便血。这种病证的治法，关键在于分辨患者脉象的强弱，血色是鲜红还是暗红，治疗该使用清法还是温法，痊愈也不是难事。如果不注意控制饮食，肆意沉溺于酒色，这种病肯定是不会痊愈的。)

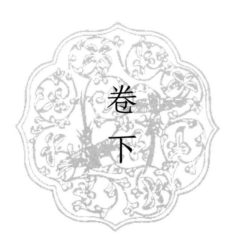

卷下

阴茎出脓

此由酒色过度，真气虚耗，故血化为脓，令人渐渐羸瘦，六脉沉细。当每日服金液丹、霹雳汤，外敷百花散。五六日，腹中微痛，大便滑，小便长。忌房事，犯之复作。若灸关元二百壮，则病根去矣。（遗滑淋浊，无不由酒色之过。至于血出，可谓剧矣。又至化血为脓，则肾虚寒而精腐败，非温补不可。更须谨戒，若仍不慎，必致泄气而死。）

[提　要]　本段主要论述阴茎出脓的证治。

[白话解]　这种病证是由于沉溺于酒色，耗伤真元之气，所以气血不能生新而化为腐脓，使人变得逐渐消瘦，六脉沉细。应当每天服用金液丹、霹雳汤，外用百花散进行贴敷。五六天之后，会感觉腹部有些疼痛，大便不能自控，小便细长无力。禁忌房事，否则就会导致病情反复发作。如果灸关元穴二百壮，就可以根治疾病了。（遗精、滑精、尿淋、尿浊，没有不是因为嗜淫酒色而导致的。至于出现尿血的症状，是病情加剧的表现。如果出现尿脓血的症状，是因为肾脏虚寒导致精血腐败成脓，必须使用温补的治法。更要注意不能触犯禁忌，如果还是不加注意，必然导致精气耗泄而死亡。）

肠痈

此由膏粱饮酒太过，热积肠中，久则成痈，服当归建中汤自愈。若近肛门者，用针刺之，出脓血而愈。（此证身皮甲错，腹皮急胀如肿，甚者腹胀大，转有水声，或绕脐生疮。若脐间出脓者不治。大法以托补为主，若脓成破脐出而殒。）

[提　要]　本段主要论述肠痈的证治。

[白话解]　这种病证是由于平日肆意食用肥美的食物，饮酒过量，导致肠中有积热蕴积，日久便会生成痈疮，服用当归建中汤后便会痊愈。如果病变部位在肛门附近，可用针刺破患处，流出脓血后便会痊愈。（这种病证会出现皮肤粗糙干裂，如鱼鳞状，腹部肿胀、腹皮绷紧的表现，病情严重者会出现腹部胀大，腹部有水声，或者在脐周围生出疮痈等症状。如果肚脐流出脓者，便没有治愈的希望了。治疗原则应以托补为主，如果生成脓后破脐而出，就会导致死亡。）

肠痔

此由酒肉饮食太过，致经脉解而不收，故肠裂而为痔。服金液丹可愈。外取鼠腐(当是妇字)虫 [1] 十枚，研烂摊纸上贴之，少刻痛止。若老人患此，须灸关元二百壮。不然肾气虚，毒气下注，则难用药也。(凡系咳嗽吐血后，大肠并肺虚极，而热陷于大肠，多难收功。若专于治痔，而罔顾本原，未有不致毙者。)

[提　要]　本段主要论述肠痔的证治。

[白话解]　这种病证是由于饮食酒肉过量，导致经脉松弛不能约束筋肉，所以肠筋裂开而生成痔。服用金液丹后可以痊愈。外用鼠妇虫十只，研成粉末摊铺于纸上后，贴于患处，一会儿疼痛便会缓解。如果是老人患有此病，应当灸关元穴二百壮。否则年老肾气虚弱，毒气下注，侵入肠腑，就很难用药物治愈了。(凡是咳嗽发作吐血之后，大肠和肺脏都非常虚弱，同时有内热积滞于大肠，很难见到疗效。如果只是专一地治疗痔疮，却不考虑疾病的根本原因，没有不导致死亡的。)

---

①鼠腐虫：即鼠妇虫，又名鼠负、鼠姑、鼠黏、地虱、潮虫、鞋板虫等，通常生活于阴暗潮湿、腐殖质丰富的地方。性味酸、咸、凉，有破瘀消癥通经、利尿、解毒、止痛的作用。主治癥瘕、疟母、血瘀经闭、小便不通、惊风撮口、牙齿疼痛、鹅口诸疮。

膏肓病

人因七情六欲，形寒饮冷，损伤肺气，令人咳嗽，胸膈不利，恶寒作热，可服全真丹。若服冷药，则重伤肺气，令人胸膈痞闷，昏迷上奔，口中吐冷水，如含冰雪，四肢困倦，饮食渐减，此乃冷气入于肺中，侵于膏肓①，亦名冷劳。先服金液丹，除其寒气，再用姜附汤十日可愈。或服五膈散、撮气散，去肺中冷气，重者灸中府三百壮可愈。（形寒饮冷之伤，初起原不甚深重，医人不明此证，误与凉药，积渐冰坚，致成膏肓之疾。及至气奔吐冷，寒热无已，不思转手温补，仍与以滋阴退热等剂，以致不起，非是病杀，乃医杀也。）

治验

一人暑月饮食冷物，伤肺气，致咳嗽、胸膈不利，先服金液丹百粒，泄去一行，痛减三分，又服五膈散而安。但觉常发，后五年复大发，灸中府穴五百壮，方有极臭下气难闻，自后永不再发。（世医不审病因，动云暑月热气伤肺，一派寒凉，致水气②不消，变成大病。）

---

① 膏肓：古代医学以心尖脂肪为膏，心脏与膈膜之间为肓。《左传·成公十年》记载："疾不可为也，在肓之上，膏之下，攻之不可，达之不及，药不至焉，不可为也。"病入膏肓，指疾病发展到比较危重的地步。

② 水气：中医称寒水之气。指人体内水气因受寒而凝滞不化。

[提　要]　本段主要论述膏肓病的证治及验案。

[白话解]　人体因为七情六欲等情志因素的影响，加上外感寒邪、饮食寒凉，损伤肺气，使人出现咳嗽症状，患者感觉胸膈间气机不顺畅，怕冷发热，可以服用全真丹。如果服用寒凉药物，就会严重损伤肺气，使人胸膈部痞满闷塞，神志不清，腹部有冲气上逆，口中吐冷水，好像含着冰雪一样，四肢困倦乏力，饮食逐渐减少，这是寒冷之气侵入肺脏、侵入膏肓的缘故，也称其为冷劳。应当先服用金液丹，祛除人体寒气，再服用姜附汤，十天便会痊愈。或者服用五膈散、撮气散，以除去肺中冷气，病情严重者可以灸中府穴三百壮，即可痊愈。（外感寒邪、饮食生冷对人体的伤害，初起并不是很严重，医生不懂得这种疾病的病因病机，误用寒凉药物治疗，导致寒邪渐渐积聚，病变生成膏肓疾病。等到病情发展到气逆上冲、呕吐冷水，寒热交替发作不止，却不会想到用温补的方法治疗，仍然使用滋阴退热等药物，导致病情严重不能治愈，这不是疾病导致病人丧命，而是因为医生的误治杀死了病人。）

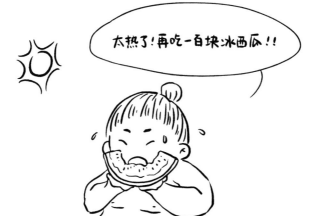

治验

　　一名患者在暑月期间食用寒凉食物，损伤肺气，导致咳嗽、胸膈间气机不畅，先服用金液丹百粒，泻下一次之后，疼痛减去三分，接着又服用五膈散后病情好转。只是觉得病情经常反复，五年后再次发作，病情较重，灸中府穴五百壮后，立即有极臭难闻的肠胃之气排出，自那以后病情再没有发作。（当世的医生不审察病因，动不动就说是因为夏天暑热损伤肺气的缘故，一律使用寒凉药物治疗，导致寒水之气凝滞不散，最后变成严重的疾病。）

噎病

肺喜暖而恶寒，若寒气入肺或生冷所伤，又为庸医下凉药冰脱肺气，成膈噎病。觉喉中如物塞，汤水不能下，急灸命关二百壮，自然肺气下降而愈。（噎病之多死者，皆由咽中堵塞，饮食不进，医人畏用热药，多用寒凉润取其滋补，焉能得生。用先生灸法甚妙，奈人不能信用，何哉？）

又有肺寒一证，令人头微痛，多清涕，声哑，恶寒，肩背拘挛，脉微浮紧，当服华盖散，重则姜附汤，忌冷物。此证不可误认作痨证治，故表而出之。（肺寒之证，世医不识，不能用温散，但用桑皮、贝母、麦冬、玉竹等味壅住寒邪，做成弱证者多矣。）

[**提　要**]　本段主要论述噎病的证治。

[**白话解**]　肺脏喜暖而恶寒，如果寒气侵入肺脏或者肺脏被饮食生冷所伤，又被庸医使用寒凉药物使肺气被寒凉凝滞，病变生成膈噎病。患者感觉喉中好像有物体堵塞，汤水都不能服下，应立即灸命关穴二百壮，肺气自然通畅下行，病情就会痊愈。（噎病患者病死者较多，大都是因为咽喉堵塞，不能饮食，医生不敢使用热性药物，多用寒凉滋润药物治疗，这种治疗方法怎么能使患者好转。使用先生的灸法真是奇妙，为什么人们却不相信它的疗效呢，原因在哪儿？）

有一种肺寒的病证，使人头部微微疼痛，多流清涕，声音嘶哑，怕冷，肩背部拘急疼痛，脉微浮紧，应当服用华盖散，病情较重的就要服用姜附汤，禁忌使用寒凉药物。这种病证不可被误认为是痨病，应该使用解表驱邪的治疗方法。（肺寒的病证，当世医生大多不能辨识，不会使用温散的药物，只是使用桑白皮、贝母、麦冬、玉竹等滋阴寒凉药味壅塞寒邪，使疾病变成虚证的太多了。）

咳嗽

咳嗽多清涕者，肺感风寒也，华盖散主之。若外感风寒，内伤生冷，令人胸膈作痞，咳而呕吐，五膈散主之。咳嗽烦躁者，属肾，石膏丸主之。大凡咳嗽者，忌服凉药，犯之必变他证；忌房事，恐变虚劳。久咳而额上汗出，或四肢有时微冷，间发热困倦者，乃劳咳也。急灸关元三百壮，服金液丹、保命丹、姜附汤。须早治之，迟则难救。（治咳嗽之法，若如先生因证制宜，焉有痨瘵不治之患。无如医者辄以芩、知、桑、杏为要药，致肺气冰伏，脾肾虚败，及至用补，又不过以四君、六味和平之剂、和平之药与之，所谓养杀而已。）

[提　要]　本段主要论述咳嗽的证治。

[白话解]　咳嗽多有流清涕的症状表现，这是肺脏感受风寒邪气所致，应当使用华盖散治疗。如果在外感受风寒，内伤饮食生冷，就会使人感觉胸膈痞闷，咳嗽兼有呕吐症状，使用五膈散治疗。咳嗽兼有烦躁的，病位在肾脏，使用石膏丸治疗。凡是咳嗽病，禁忌使用寒凉药物，否则肯定会变生其他病证；禁忌房事，否则有变生成虚劳的危险。咳嗽病久，伴有额头上出汗，或者四肢有时稍微发凉，间歇发热、困倦等症状者，这是劳嗽的表现。应立即灸关元穴三百壮，服用金液丹、保命丹、姜附汤。必须及早治疗，耽误病情就难以救治了。(治疗咳嗽的方法，如果按照先生的辨证施治，哪有痨瘵不能治愈的担心呢。无奈医者动辄使用黄芩、知母、桑白皮、杏仁等寒凉药物为主药，导致寒邪冰伏于肺脏，脾肾之气衰败，等到使用补药，也不过是用四君子汤、六味地黄丸等平和的药物和方剂治疗，这就是所谓的用补药杀人。)

咳嗽病

　　此证方书名为哮喘，因天寒饮冷，或过食盐物，伤其肺气，故喉常如风吼声。若作劳则气喘而满。须灸天突穴五十壮，重者灸中脘穴五十壮，服五膈散，或研蚯蚓二条，醋调服立愈。（哮证遇冷则作，逢劳则甚，审治得当，愈亦不难，然少有除根者。先生此法甚妙，请尝试之。）

　　[提　要]　本段主要论述咳嗽的证治。

　　[白话解]　这种病证方书记载其病名为哮喘，是由于天气寒冷、饮食生冷，或者饮食过咸，损伤肺气所致，所以患者咽喉部经常有像风在怒吼一样的声音。如果劳累后就会气息喘促，胸满不能平卧。应当灸天突穴五十壮，病情严重者灸中脘穴五十壮，服五膈散，或者将两条蚯蚓研磨，用醋调和服下立即痊愈。（哮证一遇寒冷便会发作，每逢劳累后就会加重，如果审察病情准确，辨证施治得当，使疾病痊愈也不难，然而很少有能够根治的。先生这种治疗方法非常奇妙，请医者借鉴尝试。）

失血

　　凡色欲过度，或食冷物太过，损伤脾肺之气，故令人咯血。食前服钟乳粉、金液丹，食后服阿胶散而愈。若老年多于酒色，损伤脾气则令人吐血，损伤肾气则令人泻血，不早治多死。当灸关元三百壮，服姜附汤、金液丹自愈。伤肺气则血从鼻出，名曰肺衄，乃上焦热气上攻也。服金液丹或口含冷水，以郁金末调涂项后及鼻柱上。凡肺衄不过数杯，如出至升斗者，乃脑漏也。（当作脑衄为是。）由真气虚而血妄行，急针关元三寸，留二十呼立止，再灸关元二百壮，服金液丹、草神丹可保。（失血之证，世人所畏，而医人亦多缩手。其畏者为殒命之速，而成痨瘵之易。缩手者，恐不识其原，而脱体之难。不知能究其原，察其因，更观其色，辨其脉，或起于形体之劳，或成于情志之过，由于外感者易治，出于内伤者难瘥。络脉与经隧有异，经隧重而络脉轻；肝脾与肺肾不同，肺肾难而肝脾易。苟不讹其治法，虽重难亦可挽回，唯在辨别其阴阳，权衡其虚实，温清补泻，各得其宜。不可畏其炎焰，专尚寒凉，逐渐消伐其生气，而致不可解者比比矣。）

治验

一人患脑衄，日夜有数升，诸药不效。余为针关元穴，入二寸留二十呼，问病患曰：针下觉热否？曰：热矣。乃令吸气出针，其血立止。

一法治鼻衄与脑衄神方，用赤金打一戒指，带左手无名指上，如发作时，用右手将戒指捏紧，箍住则衄止矣。

[**提　要**]　本段主要论述失血的证治及验案。

[**白话解**]　凡是色欲过度，或者饮食过于生冷，就会损伤脾肺之气，出现咳血的症状。饭前服用钟乳粉、金液丹，饭后服用阿胶散就会痊愈。如果年老之人嗜好酒色，损伤脾气就会使人吐血，损伤肾气就会使人泻血，不及早治疗大多都会死亡。应当灸关元穴三百壮，服用姜附汤、金液丹后就会痊愈。损伤肺气血液会从鼻部流出，称为肺衄，这是上焦有热邪攻冲于上而导致的。服用金液丹或者口中含冷水，用郁金末调和后涂敷于项部及鼻柱上便可治疗。凡是肺衄出血一般不超过数杯，如果出血量超过一升乃至一斗，这是脑漏的表现（此处应当写作脑衄），是因为真气虚不能摄血，导致血液妄行，应立即针刺关元穴，进针三寸，留针二十呼后起针，再灸关元穴二百壮，服用金液丹、草神丹可以保全性命。（失血的病证，世人都很害怕，然而医者大多也是畏手畏脚。害怕的是这种病证很快就会损伤性命，很容易病变生成痨瘵。不敢施治者，担心没有认清疾病的本质，而很难摆脱责任。不知道能不能探究其原因，审察其病因，加上观察面色，辨识脉象，病因或者是形体劳累，或者是情志刺激，由于感受外邪而发病的容易治疗，因内伤而患病的就很难痊愈。病位在络脉与经脉不同，在经脉病情重而在络脉病情轻；病位在肝脾与肺肾不同，在肺肾难以治愈，在肝脾容易治愈。如果没有误治的话，病情即使严重也有挽救的机会，只是在痨瘵辨治时应分清其病证之阴阳，病性之虚实，治法采用温清补泻的区

别，施治得当。不可认为其病性属热，一味地使用寒凉药物，逐渐损耗其真气而导致不能医治痊愈的比比皆是。）

治验

一人患有脑衄，日夜出血有数升，诸多药物都没有疗效。为其针刺关元穴，针刺入二寸后留针二十呼，问患者："是否感觉针下有热？"患者说："已经热了。"于是让患者吸气时出针，出血立即止住。

一个治疗鼻衄与脑衄的妙方，用纯金打造一枚戒指，戴在左手无名指上，如果发作时，便用右手将其捏紧，紧紧套住手指，出血就会止住。

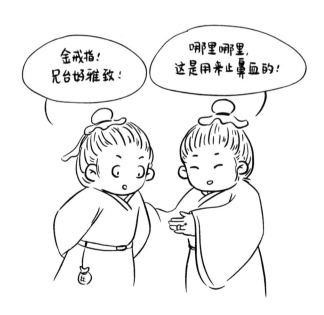

肾厥

凡人患头痛,百药不效者,乃肾厥。服石膏丸、黑锡丹则愈,此病多酒多色人则有之。(《经》云:厥成为巅疾;又云:少阴不至者厥也。头痛之证,肾虚者多。若用他药,断难奏效。惟大温补为是,温补不效,其丹艾乎?)

治验

一人因大恼悲伤得病,昼则安静,夜则烦悗①,不进饮食,左手无脉,右手沉细,世医以死证论之。余曰:此肾厥病也。因寒气客脾肾二经,灸中脘五十壮,关元五百壮,每日服金液丹、四神丹。至七日左手脉生,少顷,大便下青白脓数升许,全安。此由真气大衰,非药能治,惟艾火灸之。(此证非灸法不愈,非丹药不效。二者人多不能行,医人仅用泛常药以治,其何能生?)

---

① 悗(mán):烦闷之意。

[**提　要**]　本段主要论述肾厥的证治及验案。

[**白话解**]　凡是人患有头痛，各种药物治疗都没有疗效，这是肾厥病。服用石膏丸、黑锡丹后便会痊愈，这种病证多是嗜好酒色之人容易患病。(《黄帝内经》云：厥是巅顶的疾患；又云：少阴气血不畅就会病变厥证。头痛病证，多是由于肾虚而发病。如果使用其他药物治疗，肯定很难见效。只有重用温补之法才行，温补药物效果不佳，为何不试试丹药和艾灸呢？)

治验

一人因为恼怒悲伤而得重病，白天很安静，晚上就烦躁，不想吃饭，左手没有脉象，右手脉象沉细，当世的医生认为这是死证不能救治了。我说："这是肾厥病。"这是寒气侵入脾肾二经的缘故，灸中脘穴五十壮，关元穴五百壮，每天服用金液丹、四神丹。到第七天时，患者左手脉象有起色，不一会儿，大便泻下青白色脓大约有数升，病情稳定。这是由于真气严重衰减，药物不能治愈，只能使用艾灸的方法。(这种病证只有使用灸法才能痊愈，使用丹药才会有疗效。这两种治疗方法医生大多不使用，仅仅用平常的药物进行治疗，这怎么能保全病人的性命呢？)

脾劳

人因饮食失节，或吐泻、服凉药致脾气受伤，令人面黄肌瘦，四肢困倦，不思饮食，久则肌肉瘦尽，骨立而死。急灸命关二百壮，服草神、金液，甚者必灸关元。（先天之原肾是也，后天之本脾是也。人能于此二脏，谨摄调养，不使有乖，自然脏腑和平，经脉运行，荣卫贯通，气血流畅，又何劳病之有？病至于劳则已极矣，非重温补何由得生。虞花溪[1] 强立五劳之证，所用皆系温平凉剂，以此灾梨祸枣[2]，实是贻害后人。）

---

① 虞花溪：即虞抟，字天民，自号华溪恒德老人。今义乌市二十三里镇华溪村人，明代著名医学家，著有《医学正传》等。

② 灾梨祸枣：古时印书多用梨木或枣木作刻板，形容滥刻无用不好的书。

[提　要]　本段主要论述脾劳的证治。

[白话解]　饮食没有节制，或者吐泻、服用寒凉药物导致人体脾气受伤，使人面色发黄，四肢无力，饮食不下，日久肌肉消瘦干枯，皮包骨头，很快死亡。应立即灸命关穴二百壮，服用草神丹、金液丹，病情严重者必灸关元穴。（肾是先天之本，脾为后天之本。如果人们能够谨慎调养二脏，不使其出现偏差，自然脏腑平和，经脉运行通畅，荣卫之气贯通，气血流畅，又怎么会生劳病呢？病变生成劳病表明身体已经极其虚弱，必须重用温补才能保全性命。虞花溪勉强立论五劳的证治，所用药物都是温平寒凉之剂，并将此写入书中，实在是贻害后人。）

肾劳

夫人以脾为母，以肾为根。若房事酒色太过则成肾劳，令人面黑耳焦，筋骨无力。灸关元三百壮，服金液丹可生，迟则不治。

[**提　要**]　本段主要论述肾劳的证治。

[**白话解**]　人体以脾脏为气血生化之母，以肾脏为真元之根基。沉溺于房事酒色就会导致肾劳，使人面色发黑，耳轮焦枯，筋骨乏力。灸关元穴三百壮，服用金液丹可以保全性命，如果延误病情就没有救治的希望了。

头痛

风寒头痛则发热、恶寒、鼻塞、肢节痛，华盖、五膈、消风散皆可主。若患头风兼头晕者，刺风府穴，不得直下针，恐伤大筋，则昏闷。向左耳横纹针下，入三四分，留去来二十呼，觉头中热麻是效。若风入太阳则偏头风，或左或右，痛连两目及齿，灸脑空穴二十一壮，其穴在脑后入发际三寸五分，再灸目窗二穴，在两耳直上一寸五分，二十一壮，左痛灸左，右痛灸右。（头风之病，证候多端。治得其法者殊少，致为终身痼疾。先生刺灸二法甚妙，无如医者不知，病者畏痛奈何！）

[**提　要**]　本段主要论述头痛的证治。

[**白话解**]　感受风寒发为头痛，就会发热、恶寒、鼻塞、肢体关节疼痛，服用华盖散、五膈散、消风散等均可治疗。如果患有头风兼头晕症状者，针刺风府穴，不可以垂直针刺，恐怕会伤及筋肉，会出现头昏沉、烦闷的表现。应向左耳横纹方向斜刺，针入三四分，留针二十呼，感觉头中发热、发麻便可见效。如果风邪侵入太阳就会出现偏头痛，或者是左侧或者是右侧，疼痛连及双眼和牙齿，灸脑空穴二十一壮，穴位在脑后入发际3.5寸处，再灸目窗二穴，在双耳直上入发际1.5寸处，灸二十一壮，左侧头痛灸左侧穴位，右侧头痛灸右侧穴位。（头风这种病证，其证候变化多端。能辨证准确而施治者特别少，最终病变成为终身的疾病。先生刺、灸两种方法非常奇妙，奈何医生不通晓这个医理，患者害怕疼痛又能怎么办呢！）

头
痛

眼病

肝经壅热上攻，致目生昏翳，先服洗肝散数剂，后服拨云散，其翳自去。若老年人肾水枯涸，不能上荣于目，致双目昏花，渐至昏暗，变为黄色，名曰内障，服还睛丹，半月目热上攻，勿惧。此乃肾气复生，上朝于目也。如觉热，以手掌揉一番，光明一番。一月间，光生复旧矣。(眼科用药，不循纪律，只用一派发散寒凉，所谓眼垃圾是也。倘能尽如先生之法而行之，天下丧明者少矣。)

治验

余家女婢，忽二目失明，视之又无晕翳。细思此女，年少精气未衰，何缘得此证？良由性急多怒，有伤肝脏，故经脉不调而致。遂与密蒙花散一料，如旧光明矣。(病有万变，医只一心。线索在手，头绪逼清，何惧病体之多端，不愁治疗之无术。)

[**提　要**]　本段主要论述眼病的证治及验案。

[**白话解**]　肝经内有积热壅滞，循经上冲头目，导致眼睛昏花出现翳障，应先服用洗肝散数剂，再服用拨云散，眼中翳膜自然会消除。如果老年人肾水枯竭干涸，不能向上荣养双目，导致眼睛昏花，逐渐发展为昏暗，最终视野变为黄色，这是内障的表现，服用还睛丹，半个月后感觉眼睛有热气上攻，不要担心。这是肾气恢复生机的表现，向上滋养眼睛。如果感觉眼睛发热，可以用手掌揉一阵，感觉眼睛就更加光明一些。一个月后，眼睛视野就会像以前一样光亮了。（当世眼科用药，不遵循医理，只是一派地使用寒凉发散药物，眼睛也成了滥施药物的部位。倘若能按照先生的治法而医治眼病，天下失明者就会很少了。）

眼
病

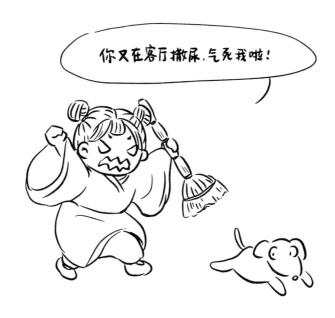

治验

　　我家一女仆，突然双目失明，审察其病情也没有头晕、眼生翳膜的表现。仔细考虑这个患者，正当年少，精气正旺还没有衰竭，为何患这种病呢？原来是其性情急躁多怒，损伤肝脏，导致经脉气血不调而发病。于是让其服用密蒙花散一剂，眼睛便恢复光明了。（疾病有千变万化，医生只要用心专一。掌握疾病线索，便能理清头绪，疾病变化多端又有什么害怕的呢，也不用发愁没有医治之术了。）

梦泄

凡人梦交^①而不泄者，心肾气实也；梦而即泄者，心肾气虚也。此病生于心肾，非药可治。当用纸捻长八寸，每夜紧系阴囊，天明解之，自然不泄。若肾气虚脱，寒精自出者，灸关元六百壮而愈。若人一见女子精即泄者，乃心肾大虚也，服大丹五两，甚者灸巨门五十壮。（仲景云：阴寒精自出，酸削不能行。可知精之不固，由于阳之不密。先生云：肾气虚脱，寒精自出，则温补下元为得法矣。世医苟明此理，以治遗精，必不专事寒凉，而治人夭枉矣。）

① 梦交：指在睡梦中与异性发生性行为。

[**提　要**]　本段主要论述梦泄的证治。

[**白话解**]　凡是人有梦交的情况而没有出现遗精的，说明心肾之气比较充实；有梦交的情况而随即遗精的，说明心肾之气比较虚弱。这种病证的根本在于心肾二脏，不是药物可以治愈的。应当用八寸长的纸捻，每天晚上紧紧系住阴囊，天亮的时候解开，自然就不会再遗泄了。如果肾气虚脱，寒性精液自然流出的，灸关元穴六百壮后就会痊愈。如果有人一看到女性就出现泄精的情况，说明心肾之气非常虚弱，可服用大丹五两，病情严重的灸巨门穴五十壮。（仲景云：阴寒的病证精液会自然流出，身体酸软瘦削不能行动。可见，精液不能固摄是由于阳气不能密布。先生云：肾气虚脱，寒性精液自然会流出，那么温补下元才是正确的治疗方法。当前的医生如果能够明白这个道理，用来治疗遗精，一定不会只是一味地使用寒凉药物，导致患者因误治而枉死。）

奔豚

此由肾气不足，又兼湿气入客小肠，连脐发痛，或上或下，若豚之奔，或痛连外肾成疝气者，服塌气散、茱萸丸、金铃子丸或蟠葱散。（奔豚与疝不同，混淆不得。从小腹而上，抵心者，奔豚也；从少腹而上逆脐，疞[1]气与横弦[2]，疞[3]疝也；从阴囊而上冲心膈，痛欲死者，冲疝也；从少腹而下连肾区者，小肠与狐疝也。是有差别，不可不审。）

[**提　要**]　本段主要论述奔豚的证治。

[**白话解**]　这种病证是由于肾气不足，加上湿气侵入小肠，导致疼痛发作牵连脐部，有时在上部，有时在下部，好像奔跑的小猪，或者疼痛发作牵连睾丸而成为疝气的，可服用塌气散、茱萸丸、金铃子丸或蟠葱散。（奔豚与疝气不同，不能将二者混淆。从小腹向上冲逆，抵达冲心的，是奔豚；从少腹起，上逆至脐部，感觉很酸痛的疝气，是疞疝；从阴囊向上攻冲心膈，疼痛欲死者，是冲疝；从少腹向下疼痛连及肾区的，是小肠疝与狐疝。这几种病证是有差别的，不能不鉴别。）

---

①疞（yuān）：同"痈"，指酸痛。

②横弦：疝气的别称。

③疞: 疑为"疞"。

肺膈痛

此证因肺虚，气不下降，寒气凝结，令人胸膈连背作痛，或呕吐冷酸水，当服五膈散自愈。（此证治若失宜，久久必成膈证①。）

[提　要]　本段主要论述肺膈痛的证治。

[白话解]　这种病证是由于肺气虚弱，浊气不能下降，加上寒气凝结，使人胸膈疼痛连及背部，或者呕吐冷酸水，应当服用五膈散，便可痊愈。（这种病证如果治疗不得当，延误日久，必定会发展成膈证。）

---

①膈证：又名膈气，噎膈，膈噎。是指由心情抑郁、寒热不调、饮食损伤等导致的阴阳格拒、胸脘痞塞、饮食不下、食入则吐等病证。

骨缩病

此由肾气虚惫，肾主骨，肾水既涸则诸骨皆枯，渐至短缩，治迟则死。须加灸艾，内服丹附之药，非寻常草木药所能治也。（凡人年老，逐渐尪矮，其犹骨缩之病乎。）

治验

一人身长五尺，因伤酒色，渐觉肌肉消瘦，予令灸关元三百壮，服保元丹一斤，自后大便滑，小便长，饮食渐加，肌肉渐生，半年如故。（此自消瘦，与骨缩有间，不知何缘附此，中间疑有缺文。）

[**提　要**]　本段主要论述骨缩病的证治及验案。

[**白话解**]　这种病证是肾气虚弱导致的。肾主骨，肾水已经干涸则人体骨头也会干枯，逐渐萎缩变短，延误治疗就会死亡。必须使用艾灸，口服丹剂及附子一类的药物，不是寻常草木方剂所能够治疗的。（凡是老年人，逐渐短小变矮，其实跟骨缩病是很类似的。）

治验

一人身高五尺，因为伤于酒色，肌肉渐渐消瘦。让他灸关元穴三百壮，服保元丹一斤，从此大便通畅，小便清利，饮食渐增，肌肉渐生，半年后恢复得与原来一样。（这是身体自行消瘦，与骨缩有所区别，不知为何附于此处，中间恐怕有脱落的文字。）

手颤病

四肢为诸阳之本，阳气盛则四肢实，实则四体轻便。若手足颤摇不能持物者，乃真元虚损也。常服金液丹五两，姜附汤自愈。若灸关元三百壮则病根永去矣。（手足颤摇，终身痼疾。若伤寒初起如是者，多难治。若过汗伤营而致者，宜以重剂扶阳；加以神气昏乱者，亦不治。）

[提　要]　本段主要论述手颤病的证治。

[白话解]　四肢可以反映出人体阳气的盛衰，阳气盛则四肢就会坚实，坚实就会感觉四肢轻盈便利。如果手足颤抖不能拿物品，这是真元之气虚损的表现。经常按照使用方法服用金液丹五两，配合服用姜附汤后便会痊愈。如果灸关元穴三百壮，就会根除病根。（手足颤摇，是终身难以治愈的病证。如果伤寒初起病证表现如此，大多难以治疗。如果因发汗太多耗伤营气导致的，应当重用扶阳药剂；如果兼见神昏气乱的，也不能治愈。）

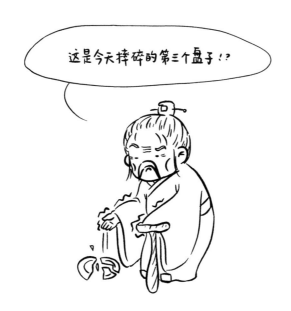

老人便滑

　　凡人年少，过食生冷硬物面食，致冷气积而不流，至晚年脾气一虚，则胁下如水声，有水气则大便随下而不禁，可服四神丹、姜附汤，甚者灸命关穴。此病须早治，迟则多有损人者。又脾肾两虚，则小便亦不禁，服草神丹五日即可见效。(老人大便不禁，温固灸法为妥。若连及小便而用草神丹，中有朱砂、琥珀，恐非其宜。)

　　[提　要]　本段主要论述老人便滑的证治。

　　[白话解]　凡是人年少时，过量食用生冷硬物以及面食，会导致冷气积滞体内而不流通，等到晚年脾气开始虚弱，就会出现胁下像有水声的症状，有水气大便就会随其下行而不能自控，可服用四神丹、姜附汤，病情严重者可灸命关穴。这种病证必须及早治疗，病情延误多会损伤人体。如果脾肾两虚，小便也会失禁不能自控，服用草神丹五天后便会见效。(老年人大便失禁，使用温阳固脱的灸法较为妥当。如果兼有小便失禁而用草神丹，里面含有朱砂、琥珀，恐怕不是合适的治疗方法。)

老人口干气喘

老人脾虚则气逆冲上逼肺，令人动作便喘，切不可用削气苦寒之药，重伤其脾，致成单腹胀①之证。可服草神丹、金液丹、姜附汤而愈，甚者灸关元穴。肾脉贯肺系舌本，主运行津液，上输于肺。若肾气一虚，则不上荣，故口常干燥，若不早治，死无日矣。当灸关元五百壮，服延寿丹半斤而愈。（口干气喘，系根元虚而津液竭。庸医不思补救，犹用降削苦寒之品，不惭自己识力不真，而妄扫②温补之非宜。及至暴脱，更卸过于前药之误。此辈重台③下品，本不足论，但惜见者闻者，尚不知其谬妄，仍奉之如神明，重蹈覆辙者，不一而足，岂不哀哉。）

---

① 单腹胀：中医病名，指四肢不肿而腹大如鼓的病证。

② 扫：弃。《说文解字》云："扫，弃也。"

③ 重台：比喻同类事物中最低下者。

[提　要]　本段主要论述老人口干气喘的证治。

[白话解]　老年人脾气虚弱，就会病发气逆上冲犯肺，使人稍微活动后便喘息不止，千万不能使用行气消导的苦寒药物，否则会更伤损脾脏，导致单腹胀病证的形成。服用草神丹、金液丹、姜附汤后就会痊愈，病情严重者灸关元穴。肾经循行贯穿肺脏，连于舌本，负责运输津液，向上输于肺脏。如果肾气虚弱，就不能荣养上部，所以经常出现口舌干燥的症状，如果不及早治疗，不久就会死亡。应当灸关元穴五百壮，服用延寿丹半斤后就会痊愈。（口干气喘，是由于元气虚弱、津液枯竭所致。庸医治疗不知道采用补法，仍然使用苦寒消导之剂，不因自己辨识疾病的能力不足而惭愧，却随意弃用温补治法，认为其不合理。等到患者元气突然虚脱，更将自己的过错全部归咎于前面医生的治疗。这类医生人品低劣，本来不值得讨论，只可惜看见、听见他们所作所为的人尚且不知道他们的错误，仍然将其奉为神明，重蹈覆辙，这样的事情太多了，真是悲哀啊！）

耳聋

有为风寒所袭而聋者，有心气不足而聋者，当服一醉膏，滚酒下，汗出而愈。若多酒色人，肾虚而致聋蔽者，宜先服延寿丹半斤，后服一醉膏。若实聋则难治。(肾开窍于耳，又胃之宗气别走于耳，故耳聋一证属虚者多。今言心气不足，而用一醉膏，此理未解。又云实聋者难治，尚俟细参。琦按：人于六十外，精神强健，不减少壮，而惟耳重听，乃肾气固藏之征，多主老寿不须医治。此书所谓若实聋则难治者，当是指此一种。)

[**提 要**] 本段主要论述耳聋的证治。

[**白话解**] 有因为风寒侵袭所致的耳聋，有因为心气不足所致的耳聋，都应当服用一醉膏，用热酒送服，汗出后就会痊愈。如果是嗜好酒色之人，因为肾虚而导致耳聋的，应当先服用延寿丹半斤，再服用一醉膏。如果是实证耳聋就难以治愈。(肾开窍于耳，胃之宗气循行又经过耳，所以耳聋一证病性属虚者较多。现在说病机属心气不足，而用一醉膏，这个道理不能理解。又说耳聋实证难以治疗，尚需要仔细斟酌。琦按：人到六十以后，精神矍铄，身体强健，和少壮时一样，却只有耳朵听力下降，这是肾气固藏的表现，大多是长寿的征兆，不需要治疗。本书中所说的耳聋实证难以治疗，应当说的是这一种。)

气瘿

若山居人，溪涧①中，有姜理石，饮其水，令人生瘿瘤，服消风散。（当是消瘿散。）初者服姜附汤。若血瘿、血瘤则不可治，妄治害人。

[提　要]　本段主要论述气瘿的证治。

[白话解]　像这种在山里居住的人，小河流中有姜理石，饮用其水，会使人病发生成瘿瘤，当服用消风散（应当是消瘿散）。病发之初可服用姜附汤。如果是血瘿、血瘤者则难以救治，随意治疗会害人性命。

---

①溪涧：指两山之间的河沟，或指山间的水流。

三虫

三虫者，蛔虫，蛲虫，寸白虫也。幼时多食生冷硬物，及腥厌之物，久之生虫。若多食牛肉，则生寸白。其蛔虫长五六寸，发则令人心痛，吐清水，贯心则死。寸白虫如葫芦子，子母相生，长二三寸，发则令人腹痛。蛲虫细如发，随气血周游遍身，出皮肤化为疯癫;住腹中，为蛲瘕①，穿大肠为痔漏，俱宜服安虫散。若人谷道②痒痛，当用轻粉少许服之，来日虫尽下，寸白虫亦能下。

治验

一妇人病腹胀，诸药不效。余令解腹视之，其皮黄色光如镜面，乃蛲瘕也。先炙牛肉一斤，令食后用生麻油调轻粉五分服之，取下蛲虫一合③，如线如须状，后服安虫散而愈。

---

① 蛲瘕（náo jiǎ）：指由蛲虫引起腹中结块的病证。

② 谷道：后窍，即直肠到肛门的一部分。

③ 一合：合，为中国古代计量单位，十合为一升。

[**提　要**]　本段主要论述三虫病的证治及验案。

[**白话解**]　三虫，指蛔虫、蛲虫、寸白虫。小时候吃生冷硬物及荤腥之物过多，日久就会生成虫病。如果吃牛肉较多，就会生寸白虫。蛔虫身长五六寸，病情发作时令人心痛，呕吐清水，蛔虫贯穿心脏就会死亡。寸白虫好像葫芦子，母子一同生长，长二三寸，病情发作时令人腹部疼痛。蛲虫形细，像头发一样，伴随气血周游全身，在皮肤层寄生可形成疯癞之疾；寄生在腹中，形成蛲瘕，穿透大肠后形成痔漏，都应当服用安虫散。如果人体肛门附近痒痛，应当服用少量的轻粉，第二天虫子全部都能排下，寸白虫也可以。

治验

一妇人病发腹胀，诸多药物治疗均没有疗效。我让其解开衣服观察其腹部，腹皮黄色鲜亮好像镜面一样，这是蛲瘕病。先炙烤牛肉一斤，让其食用后，用生麻油调和轻粉五分再服用，泻下蛲虫一合，如线须状，后再服用安虫散后痊愈。

蛊毒

闽广之人，以诸虫置一器内，令其互相啖食，候食尽而独存者即蛊也。中其毒则面目黄肿，心腹胀满疼痛，或吐涎血，久则死矣。初得时用皂角一挺 ①，槌根二两，水煎浓汁二盏，临卧服之。次早取下毒物后，用以万岁藤根 ②，湿纸裹煨熟，每日空心嚼五枚，生麻油送下，三日毒从大便出。凡人至川广每日饮食，宜用银箸 ③，箸白即无妨，箸黑即有毒也。

[提　要]　本段主要论述蛊毒的证治。

[白话解]　福建、广东一带的人，将各种虫子放于一器皿内，使其互相吞食，等待互相吃尽最后剩余的虫子就是蛊虫。中蛊虫之毒后就会出现面目黄肿，心腹胀满疼痛，或者呕吐痰涎鲜血等症状，日久就会死亡。病初起时可用皂角一根儿，槌根二两，用水煎浓汁二盏，临睡前服用。第二天早晨取下毒物后，将天冬的根藤，用湿纸包裹煨熟后，每天空腹嚼五枚，用生麻油送服，三天后毒从大便排出。凡是人到四川、广东一带吃饭，应当使用银筷，筷子颜色发白表明食物安全，筷子颜色发黑表明食物有毒。

---

① 挺：表数量，用于条状之物。

② 万岁藤根：天冬别名。参见《本草纲目》。

③ 箸：即筷子。

痫证

　　有胎痫者，在母腹中，母受惊，惊气冲胎，故生子成疾。发则仆倒，口吐涎沫，可服延寿丹，久而自愈。有气痫者，因恼怒思想而成，须灸中脘穴而愈。（胎痫出于母腹，俗所谓三搐成痫者也。气痫由于七情，故大病后及忧苦人，并纵性贪口腹[①]人率多患此。医书虽有阴阳五脏之分，然皆未得其要，而愈者盖寡。先生此法直中肯綮[②]，予用之而获效者多矣。）

治验

　　一人病痫三年余，灸中脘五十壮即愈。

　　一妇人病痫已十年，亦灸中脘五十壮愈。凡人有此疾，惟灸法取效最速，药不及也。

[①] 贪口腹：指贪吃，嘴馋。

[②] 肯綮（qìng）：筋骨结合处，比喻要害或事物的关键。

[**提　要**]　本段主要论述痫证的证治及验案。

[**白话解**]　胎痫，是在母亲腹中所患疾病。因母亲受到惊吓，惊气攻冲胎儿，所以生出来的孩子患有痫证。发病时表现为突然昏倒，口吐涎沫，可以服用延寿丹，日久便能痊愈。气痫，是由于忧思恼怒情志刺激而成疾，灸中脘穴可痊愈。（胎痫患病于母亲腹中，也就是所说的三次抽搐以后就会成痫病。气痫是由于七情所发病，所以大病新愈及忧思苦恼之人、饮食没有节制之人大多患有此病。医书虽然将痫证分为阴阳五脏辨证，然而都没有把握其要领，能够痊愈者真是太少了。先生这种治疗方法直接针对痫证病机，我使用这种方法医治后，见效的患者有很多。）

治验

一人患痫证已经三年多了，灸中脘穴五十壮后痊愈。

一妇人患痫证已经十年，也是灸中脘穴五十壮后痊愈。凡人患有此病，只有灸法见效最快，药物不如灸法疗效好。

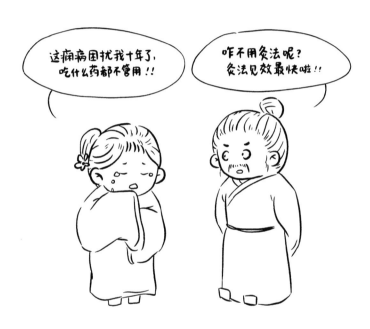

瘰疬

此证由忧思恼怒而成。盖少阳之脉，循胁绕颈环耳，此即少阳肝胆之气，郁结而成。亦有鼠涎堕食中，食之而生，是名鼠疬。治法俱当于疮头上灸十五壮，以生麻油调百花膏敷之，内服平肝顺气之剂，日久自消。切不可用斑蝥、锻石、砒霜之类。（《内经》所谓陷脉为瘘，留连肉腠。此风邪外伤经脉，留滞于肉腠之间，而为瘰疬，乃外感之轻者也。《灵枢经》所谓肾脏受伤，水毒之气出于上，而为鼠瘘。失治多至殒命，乃内伤之重者也。）

[提　要]　本段主要论述瘰疬的证治。

[白话解]　这种病证多是由于忧思恼怒而发病。由于少阳经脉，循行于胁肋部，环绕颈部和耳周，因此少阳肝胆之气郁结而生瘰疬。也有一种说法是老鼠的口水滴入食物中，人吃了这种食物就会长出瘰疬，这种病称为鼠疬。治法均是在疮头上施灸十五壮，用生麻油调和百花膏后敷上，服用平肝顺气的药剂，时间一长就能消去。千万不能使用斑蝥、锻石、砒霜这一类的药物。（《黄帝内经》所说的"陷脉为瘘，留连肉腠"，是指风邪损伤人体经脉，使气血凝滞于肌肉腠理之间，日久生成瘰疬。这是感受外邪所致，病情较轻者。《灵枢》记载肾脏损伤，水毒之气发于人体上部，就会生成鼠瘘，延误病情后大多会丧命。这是内伤所致，病情较为严重。）

妇人

妇人除妊娠外，有病多与男子相同。但男子以元阳为主，女子以阴血为主，男子多肾虚为病，女子多冲任虚为病。盖冲为血海，任主胞胎，血信之行，皆由冲任而来。若一月一次为无病，愆期者为虚，不及期者为实。脉沉细而涩，月信不来者，虚寒也。血崩者，冲任虚脱也。崩者，倒也。白带者，任脉冷也。任为胞门子户，故有此也。发热减食，皆为气血脾胃之虚；不减食，只发热者，心脏虚也。此外疾病治法皆与男子同。（妇人另立一科，原属无谓。业方脉[1]者，不知男女之分，阴阳之异，冲任之原，月信之期，胎孕之病，产乳之疾者，则是走方[2]小技之俦[3]，乌得称大方哉。）

---

[1] 方脉：指大方脉，我国古代医学分科的一种，专门治疗成年人疾病，大体相当于现在的内科。宋代太医局，元、明、清太医院均设有此科。

[2] 走方：旧时行走江湖的游医，称为"走方医"。

[3] 俦（chóu）：同类，同辈。

[提　要]　本段主要论述妇人各种病证的证治。

[白话解]　妇人除妊娠外，生病后多与男子治法相同。但男子以元阳为主，女子以阴血为主，男子发病多是因为肾虚，女子发病多是由于冲任二脉亏损。由于冲脉为血海，任脉主胞胎，月经如期来至，均是由冲任二脉所主。如果月经一月一次是没有疾病，月经延后是虚证，月经提前是实证。脉沉细而涩，月经不来，是虚寒证。血崩者，是冲任虚脱所致。崩，倒塌之意。白带多，是任脉有寒的缘故。任脉为子宫门户，所以会出现这些病证。发热饮食减少，均是因为脾胃气血虚弱；饮食不少，只是发热者，是心脏虚弱的缘故。除此之外，其余疾病的治法均与男子相同。（将妇人单独设立一科，原本没有意义。以内科为业的人，不知道男女的区别、阴阳的差异、冲任二脉的本原、月经周期、胎孕病证、产乳疾患等，都是行走江湖的游医，哪里称得上大家呀。）

妇
人

277

子嗣

　　妇人血旺气衰则多子，气旺血衰则无子。若发黑，面色光润，肌肤滑泽，腋隐毛稀，乃气衰血旺也，主多子。若发黄，面无光彩，肌肉粗涩，腋隐毛多，乃气旺血衰也，主无子。若交合时，女精先至，男精后冲者，乃血开裹精也，主成男。若男精先至，女精后来者，乃精开裹血也，主成女。若男女精血前后不齐至者，则不成胎。（为子嗣计者，重在择妇，妇人端庄则生子凝重。交合有节，则生子秀美。既生之后，又须选择乳母，儿吮其乳，习其教导，往往类之。先天性情虽禀于父母，而后天体局往往多肖乳母。）

[**提　要**]　本段主要论述种子求嗣的方法。

[**白话解**]　妇人血旺气衰就会多产，气旺血衰就难以生产。如果头发乌黑，面色光润，肌肤润滑光泽，腋毛稀疏，这是气衰血旺的表现，主多子。如果头发发黄，面无光彩，肌肉粗糙干涩，腋毛浓密，这是气旺血衰的表现，主无子。如果行房事时，女精先至，男精后冲者，是血开裹精，主生男孩。如果男精先至，女精后来者，是精开裹血，主生女孩。如果男女精血前后不能共同到达，就不会形成胎儿。(为将来生孩子考虑，重点在妇人的选择，妇人端庄贤惠，那么生的孩子也会端庄。房事有节，生的孩子就会俊秀貌美。孩子生下来之后，又要选择乳母，孩子吃乳母的奶水长大，学习乳母的教导，往往很多方面跟乳母比较相似。先天性情禀赋虽然遗传于父母，但是后天体质行事作风大多很像乳母。)

子
嗣

血崩

《经》云：女子二七而天癸至，任脉通，太冲脉盛，月事以时下。若因房事太过，或生育太多，或暴怒内损真气，致任脉崩损，故血大下，卒不可止，如山崩之骤也。治宜阿胶汤、补宫丸半斤而愈。切不可用止血药，恐变生他病，久之一崩不可为矣。若势来太多，其人作晕，急灸石门穴，其血立止。（血崩之证，乃先后天冲任经隧周身之血，悉皆不能收持，一时暴下，有如山崩水溢，不可止遏，非重剂参附补救不能生也。间有属实者，当以形证求之。）

[**提　要**]　本段主要论述血崩的证治。

[**白话解**]　《黄帝内经》说：女子十四岁肾精发育成熟，任脉气血通畅，冲脉气血旺盛，月经如期而至。如果因为房事过度，或生育太多，或大怒损伤人体真元之气，就会导致任脉崩毁损伤，出现大出血的症状，最终不能止住，像山崩一样突然。治疗选用阿胶汤、补宫丸，服半斤后痊愈。千万不能使用止血药物，恐怕会变生其他病证，时间一久血崩便不能治疗。如果出血太多，病人晕倒，应立即灸石门穴，可以很快止血。（血崩病证，是先后天冲任经脉及全身的气血均不能固摄收持，一时间突然流血，好像山崩水溢的趋势，不能遏制，必须重用人参、附子一类药物才能挽救性命。如果有病性为实证者，应当根据其症状和证候进行治疗。）

血
崩

281

带下

　　子宫虚寒，浊气凝结下焦，冲任脉（即子宫也）不得相荣，故腥物时下。以补宫丸、胶艾汤治之。甚者灸胞门、子户穴各三十壮，不独病愈而且多子。（带下之证，十有九患，皆由根气虚而带脉不收引。然亦有脾虚陷下者，有湿浊不清者，有气虚不摄者，有阳虚不固者，先生单作子宫虚寒，诚为卓见。）

　　[提　要]　本段主要论述带下的证治。

　　[白话解]　子宫内有虚寒，浊气凝滞聚结于下焦，冲任二脉（即子宫）不能得到荣养，所以带下腥物时时排出。用补宫丸、胶艾汤治疗。病情严重的，艾灸胞门穴、子户穴各三十壮，不仅能够治愈疾病，而且具有多孕生子的功效。（带下病证，十个人中有九个人患病，都是肾的根气不足导致带脉不能收引所致。然而病机也有脾虚气陷者，有湿浊之气不能排除者，有气虚不能收摄者，有阳虚不能固摄者，先生单独列出子宫虚寒证，真是卓见。）

乳痈

良由藏气虚衰，血脉凝滞，或为风寒所客着而成痈矣。若阳明蕴热，亦能成此。先觉憎寒壮热，服救生汤一剂。若迟三五日，宜多服取效。

[**提　要**]　本段主要论述乳痈的证治。

[**白话解**]　乳痈是因为脏气虚衰，血脉凝滞，或者被风寒侵袭，留滞肌腠而发病。如果阳明经脉蕴积内热，也可以导致乳痈生成。病初感觉怕冷发高热，可服用救生汤一剂。如果病情延误三五日，应当多服几剂药物才能见效。

胎逆病

妊娠后，多于房事，或食冷物不消，令人吐逆不止，下部出恶物，可服金液丹、霹雳散即好。(胎逆即恶阻[①]，俗所谓病儿是也。苟能慎起居，戒房事，节饮食，不但无病儿之患，而生子亦多易育。若谨摄已当，而仍病者，是系孕妇体弱，气血多虚故耳。)

[提　要]　本段主要论述胎逆病的证治。

[白话解]　怀孕后，房事没有节制，或者饮食生冷不消化，令人呕吐不止，阴部流出异常排泄物，服用金液丹、霹雳散后即可痊愈。(胎逆即妊娠恶阻，也就是平常所说的病儿证。如果能够起居有常、禁忌房事、饮食有节的话，不但不会有病儿证的担心，而且生下孩子也多容易养育。如果平常调摄得当，却仍然患病者，这是孕妇体质偏弱、气血亏虚的缘故。)

---

① 恶阻：指妊娠早期出现恶心呕吐，头晕倦怠，甚至食入即吐的症状表现，也称为妊娠恶阻。亦名子病、阻病、病儿、病阻、病隔、选饭、恶子、恶食、妊娠呕吐等。

午后潮热

　　若饮食减少,四肢倦怠,午后热者,胃气虚也。若起居如常,但发烦热，乃胃实心气盛也，服茜草汤五日愈。

　　[提　要]　本段主要论述午后潮热的证治。

　　[白话解]　如果出现饮食减少,四肢倦怠乏力,午后潮热,这是胃气虚弱的表现。如果饮食起居正常，只是感觉烦躁发热，这是胃腑实、心气盛的原因，服用茜草汤五天后便可痊愈。

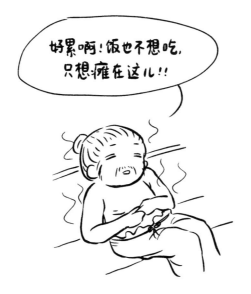

好累啊!饭也不想吃,只想瘫在这儿!!

脐中及下部出脓水

此由真气虚脱，冲任之血不行，化为脓水，或从脐中，或从阴中，淋沥而下，不治即死。灸石门穴二百壮，服金液丹、姜附汤愈。（脐为神阙穴，上脾下肾，不可有伤。若出脓水，先后天之气泄矣，焉得不死。）

[**提 要**] 本段主要论述脐中及下部出脓水的证治。

[**白话解**] 这种病证是由于真气虚脱，冲任之血不能正常运行，化为脓水，或者从肚脐，或者从阴部，滴沥流出，不医治就会死亡。灸石门穴二百壮，服用金液丹、姜附汤后就会痊愈。（肚脐部位是神阙穴，脐部以上有脾脏，脐部以下有肾脏，不能有损伤。如果流出脓水，先后天之气就会泄漏，怎能不死亡呢？）

妇人卒厥

凡无故昏倒，乃胃气闭也，灸中脘即愈。（贪食多欲之妇，多有此证。）

[**提　要**]　本段主要论述妇人卒厥的证治。

[**白话解**]　凡是没有原因突然昏倒的妇人，这是胃气郁闭的表现，灸中脘穴就会痊愈。（贪吃欲望较强的妇人，大多容易患此病。）

产后虚劳

生产出血过多，或早于房事，或早作劳动，致损真气，乃成虚劳。脉弦而紧，咳嗽发热，四肢常冷，或咯血吐血，灸石门穴三百壮，服延寿丹、金液丹，或钟乳粉，十日减，一月安。（凡虚劳而其脉弦紧者，病已剧矣，况在生产而出血过多者乎！急投温补，唯恐已迟，苟或昧此，尚欲滋阴，愈无日矣。）

[提　要]　本段主要论述产后虚劳的证治。

[白话解]　生产时出血过多，或者生产后过早行房事，或过早劳累，导致真气损伤，于是成为虚劳病。脉象弦而紧，咳嗽发热，四肢怕冷，或者咳血吐血，可艾灸石门穴三百壮，服用延寿丹、金液丹，或者钟乳粉，十天后病情好转，一个月后痊愈。（凡是虚劳病证而脉象弦紧的，是病情已经加剧，何况在生产时出血损伤过多的患者呢！立即使用温补药物治疗，唯恐已晚，假如医生不知道这个道理，还要使用滋阴药物，那疾病就不可治愈了。）

小儿

　　小儿纯阳，其脉行疾，一息六七至为率，迟冷数热与大人脉同。但小儿之病，为乳食所伤者，十居其半。发热用平胃散；吐泻用珍珠散；头痛发热，恐是外感，用荜澄茄散；谷食不化，用丁香丸；泄泻用金液丹。（小儿之脉较之大人固是行疾，第略差半至一至为率。若六七至，非平脉也。平脉而六七至，则数脉将八至矣，脉至八至非脱而何。）

　　[**提　要**]　本段主要论述小儿病证的证治。

　　[**白话解**]　小儿属于纯阳之体，脉率偏快，大约一息六至七次，脉迟主寒、脉数主热，与成人基本相同。但小儿的病证，一半以上是乳食损伤所致。食积发热用平胃散；呕吐泻下用珍珠散；头痛发热，多是外感证，用荜澄茄散；谷食不化，用丁香丸；泄泻用金液丹。（小儿脉象与成人比较脉率较快，但只是略微相差半次至一次。如果一息六七次，这不是正常脉象。平脉都一息六七次，那么数脉将要达到八次以上，脉率达到一息八次后，不是脱证又是什么呢？）

惊风

　　风木太过，令人发搐。又积热蓄于胃脘，胃气瞀^①闭，亦令卒仆，不知人事。先服碧霞散吐痰，次进知母黄芩汤，或青饼子、朱砂丸皆可。若脾虚发搐，或吐泻后发搐乃慢惊风也。灸中脘三十壮，服姜附汤而愈。（小儿之急惊、慢惊，犹大人中风之闭证、脱证，温清补泻，审病当而用药确，自无差讹。）

　　[提　要]　本段主要论述惊风的证治。

　　[白话解]　如果风木之气太过，会使人病发抽搐。内热蓄积于胃脘，胃热上冒导致头目昏花，也可以使人突然昏倒，神志不清。先服用碧霞散让其吐痰，再服用知母黄芩汤，或者青饼子、朱砂丸都可以。如果脾虚病发抽搐，或者吐泻后病发抽搐，这是慢惊风的表现。灸中脘穴三十壮，服用姜附汤后即可痊愈。（小儿的急、慢惊风，就像成人中风的闭证、脱证，采用温清补泻的治疗原则，审察病证准确，用药无误，自然不会有差错。）

---

① 瞀（mào）：头目不清，视物昏花。此处指胃热上冒而致神明不清。

斑疹（即痘子）

　　小儿斑疹，世皆根据钱氏法治之，此不必赘。但黑泡斑及缩陷等证，古今治之，未得其法。以为火而用凉药治者，十无一生。盖此乃污血逆于皮肤，凝滞不行，久则攻心而死。黄帝正法，用霹雳汤、姜附汤。凡多死之证，但用此法，常有得生者。盖毒血死于各经，决无复还之理。唯附子健壮，峻走十二经络，故用此攻之，十中常生八九。于脐下一寸，灸五十壮，则十分无事。若以凉药凝冰其血，致遍身青黑而死，此其过也。世俗凡遇热证，辄以凉药投之，热气未去，元气又漓，此法最不良。余每遇热证，以知母五钱煎服，热即退，元气无损，此乃秘法。（钱氏之法，后世儿医咸遵守之，以五行五色而分五脏之证，以顺逆险而为难易不治之条。所用之药不过温平无奇，阳热之逆诚可救全，阴寒之逆，百无一愈。其后陈氏虽云得法，十中或救一二，不若先生之论，阐千古之秘奥，为救逆之神枢[①]。儿医苟能奉行，自然夭枉者少矣。每见世俗一遇逆证，勿论阴阳，辄云火闭，石膏、黄连、大黄用之不厌，人皆信之，至死不悔。近时费氏《救偏琐言》一出，庸子辄又奉为典型。在证药相合者，虽偶活其一二，而阴寒之证，亦以其法治之，冤遭毒害者，不知凡几矣。）

---

① 神枢："神枢鬼藏"，指神奇奥妙的兵书。

[提　要]　本段主要论述斑疹的证治。

[白话解]　小儿斑疹，当世医生都是根据钱乙治疗方法来医治，此处不再赘述。但是黑泡斑及缩陷这些病证，古今医治，都没有找到正确的方法。认为是实热证而用寒凉药物治疗，十个人中没有一个能够生还。这种病证的原因是污血留滞于皮肤，凝结堵塞导致气血不行，病久必定会损伤心脏而亡。正确的治疗方法是使用霹雳汤、姜附汤。凡是容易死亡的难治之病，只要使用这种方法治疗，常有能保全性命的人。大概是因为毒血凝滞于各经脉，肯定没有恢复正常循环的道理。只有附子气味雄健，通行十二经络，所以用附子攻除毒血，十个人中有八九个能够生还。在脐下一寸处，灸五十壮，就会痊愈。如果用寒凉药物凝结其气血，会导致全身发青发黑而死亡，这是医生误治的原因。当世医生凡是遇到热证，就使用凉药，热气没有祛除，元气又被损伤，这种治疗方法最差。我每次遇到热证，用知母五钱煎服，热证就会退去，元气也不会受损，这是治疗的秘方。（钱氏治疗的方法，后世儿科医生全部都遵守使用，

根据五行五色来分属五脏辨证，根据病情的顺逆来确定治疗原则的难易。所使用的药物都是温平一类，阳热病证确实能够治愈，而阴寒病证，一百个人中没有一个痊愈的。后世陈氏虽然宣称已经参透医理，十个人中或许能够救治一两个，但是不如先生的言论，能够阐明千古的奥秘，是救治疾病的法宝。儿科医生如果能够遵奉使用，自然因误治而枉死者就会减少。每当遇见世俗医生治疗重病，不论阴证阳证，就说是火热内闭，不厌其烦地使用石膏、黄连、大黄等药物，人们却很信任医生，直到病死也不悔悟。最近费氏出了《救偏琐言》一书后，那些庸医又把此书奉为儿科代表作。治疗疾病时，如果病症和药物相合，虽然偶尔能够治愈一两个病人，但是对于阴寒病证，也是用这种方法治疗，因误治而损伤性命者，不知道有多少啊。）

斑疹（即痘子）

小儿午后潮热

小儿午后潮热，不属虚证，乃食伤阳明，必腹痛吐逆，宜用来复丹、荜澄茄散。

[**提　要**]　本段主要论述小儿午后潮热的证治。

[**白话解**]　小儿午后潮热，不属于虚证，而是饮食损伤阳明胃腑所致，必定会有腹痛吐逆的症状，应该使用来复丹、荜澄茄散治疗。

吐泻

小儿吐泻因伤食者，用珍珠散。因胃寒者，用姜附汤。吐泻脉沉细，手足冷者，灸脐下一百五十壮。慢惊吐泻灸中脘五十壮。（人家肯用姜附，小儿亦已幸矣。若灼艾至一百五十壮，以此法劝之，断乎不允，只索托之空言耳。）

[提　要]　本段主要论述吐泻的证治。

[白话解]　小儿吐泻由于饮食损伤所致者，宜用珍珠散治疗。病因为胃寒者，宜用姜附汤。症状表现为吐泻、脉沉细、手足发凉者，灸脐下一百五十壮。慢惊风伴发吐泻者，灸中脘穴五十壮。（医生治疗时能够使用干姜、附子一类药物，对于小儿而言已经是幸运了。如果劝其使用艾灸一百五十壮这种方法，医生肯定是不会用的，只是白白浪费口舌罢了。）

面目浮肿

此证由于冷物伤脾，脾虚不能化水谷，致寒饮停于中焦，轻者面目浮肿，重者连阴囊皆肿。服金液丹，轻者五日可愈，重者半月全愈，当饮软粥半月，硬物忌之。（金液丹洵[①]是活命之神药，但世人不识。在大人尚有许多疑虑，小儿焉肯用哉。）

[提　要]　本段主要论述面目浮肿的证治。

[白话解]　这种病证是由于饮食寒凉损伤脾脏，脾虚不能运化水谷，导致寒饮停滞于中焦，病情轻者出现面目浮肿，病情重者牵连至阴囊处皆肿。服用金液丹，病情轻者五天便可痊愈，病情重者半个月后痊愈，应当食用汤、粥半个月，禁忌食用硬物。（金液丹实在是保全性命的神药，只是世人不了解它的功效。用于成人疾病时尚且有许多疑虑，对于小儿哪里肯使用。）

---

① 洵（xún）：实在。

咳嗽

　　小儿肺寒咳嗽，用华盖散。若服凉药，并止咳药更咳者，当服五膈散。若咳嗽面目浮肿者，服平胃散。咳而面赤者，上焦有热也，知母黄芩汤。(咳而面赤属上焦实热者，宜用知母黄芩。若咳甚而面赤兼呕涎沫者，则当以温补气血为宜。)

[**提　要**]　本段主要论述咳嗽的证治。

[**白话解**]　小儿肺寒咳嗽，用华盖散治疗。如果服用寒凉药物，又服用止咳药而咳嗽更甚者，应当服用五膈散。如果咳嗽兼见面目浮肿者，宜服平胃散。咳嗽兼见面色发红者，是上焦有热的表现，宜知母黄芩汤。（咳嗽兼见面色红赤属上焦实热证，应当服用知母黄芩汤。如果咳嗽严重、面色红赤兼见呕吐涎沫者，那么应当以温补气血为治疗原则。）

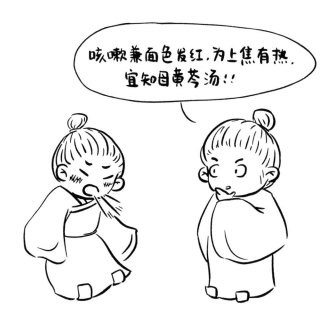

溏泻

冷气犯胃，故水谷不化，大便溏滑，甚则脱肛者，厚肠散、半硫丸主之。

[提　要]　本段主要论述溏泻的证治。

[白话解]　寒冷之气侵袭胃腑，所以出现水谷不化、大便溏稀不成形的症状，严重者可出现脱肛的表现，宜用厚肠散、半硫丸治疗。

腹胀

冷物伤脾则作胀，来复丹、全真丹皆可用。

[提　要]　本段主要论述腹胀的证治。

[白话解]　寒凉生冷之物损伤脾阳就会病发腹胀，来复丹、全真丹均可以使用。

痢疾

痢因积滞而成者，如圣饼化积而愈。暑热所伤，下赤而肿者，黄连丸。腹痛者，当归芍药汤。寒邪客于肠胃下白者，姜附汤、桃花丸。

[**提　要**]　本段主要论述痢疾的证治。

[**白话解**]　痢疾如果是因为肠腑积滞而成，用如圣饼化积消滞可以治愈。如果是因为暑热损伤肠腑气血而成，泻下赤血，肛门肿胀者，宜服用黄连丸。兼有腹痛者，宜服用当归芍药汤。如果是因为寒邪侵袭肠胃而泻下白脓者，宜服用姜附汤、桃花丸。

水泻

火热作泻，珍珠散。食积作泻，如圣饼、感应丸。

[**提　要**]　本段主要论述水泻的证治。

[**白话解**]　如果是由于火热内蕴而泄泻，宜服用珍珠散。如果是由于饮食积滞而泄泻，宜服用如圣饼、感应丸。

胎寒腹痛

脏气虚则生寒，寒甚则腹痛，亦有胎中变寒而痛者。调硫黄粉五分，置乳头令儿吮之即愈。三四岁者，服来复丹。

[**提　要**]　本段主要论述胎寒腹痛的证治。

[**白话解**]　脏气虚弱，内寒自生，寒邪较重就会出现腹痛，也有胎中有寒邪导致腹痛发作者。调和硫黄粉五分，置于乳头上让患儿吸吮服下，就会痊愈。三至四岁的小儿，可服用来复丹。

下血

暑中于心，传于小肠，故大便下血，宜当归建中汤。

[提　要]　本段主要论述下血的证治。

[白话解]　暑热之邪侵犯心包，通过经脉传至小肠，出现大便下血的症状，应当服用当归建中汤。

牙疳

胃脉络齿荣牙床，胃热则牙缝出血，犀角化毒丸主之。（出《局方》。）肾虚则牙齿动摇，胃虚则牙床溃烂，急服救生丹。若齿龈黑，急灸关元五十壮。（牙齿动摇或有知其肾虚者。至牙床溃烂，谁不曰胃火上攻，敢服救生丸并灸关元者鲜矣。）

[提 要] 本段主要论述牙疳的证治。

[白话解] 胃经循行联络牙齿，荣养牙龈，胃腑有热就会出现牙缝出血的症状，宜服用犀角化毒丸（出自《太平惠民和剂局方》）。肾气虚牙齿就会松动，胃气虚牙龈就会溃烂，应立即服用救生丹。如果牙龈发黑，应立即灸关元穴五十壮。（牙齿动摇可能有医生知道这是肾虚的缘故。至于牙龈溃烂，哪个医生不说是胃火上攻所致，敢用救生丸并施灸关元穴的人太少了。）

蝼蛄疖 ①

风寒凝于发际，或冷水沐头，小儿头上生疖，麻油调百花散涂之。如脑痈初起，亦服救生汤。

[提　要]　本段主要论述蝼蛄疖的证治。

[白话解]　风寒之邪侵袭凝滞于发际，或用冷水洗头，小儿头上会生出疖子，用麻油调和百花散涂患处。如果是脑痈初起，也可以服用救生汤。

---

①蝼蛄疖：中医病名。疖病的一种，多生于小儿头皮，常为多发性，头皮下脓腔相连，破后像蝼蛄串穴，故名"蝼蛄疖"。

秃疮

寒热客于发腠，浸淫成疮，久之生虫，即于头上，灸五十壮自愈。看其初起者，即是头也。

[提　要]　本段主要论述秃疮的证治。

[白话解]　寒热之邪侵入头发腠理，浸淫头皮发为疮痈，日久生虫，发于头部，施灸五十壮后痊愈。观察其发病初起之处，即是疮头。

水沫疮

小儿腿胻间有疮，若以冷水洗之，寒气浸淫遂成大片，甚至不能步履。先以葱、椒、姜洗，挹①干，又以百花散糁②之，外以膏药贴之，出尽毒水，十日全愈。

[提　要]　本段主要论述水沫疮的证治。

[白话解]　小儿小腿部位有疮痛，如果用冷水洗疮面，寒气浸淫疮面扩展成大片范围，甚至不能走路。先用葱、椒、姜洗，沥干，再用百花散洒于疮面之上，外用膏药贴敷，使毒水出尽，十天后痊愈。

---

① 挹（yì）：舀、汲取。

② 糁（sǎn）：洒，散落。此处指上药方法。

周身各穴

　　巨阙（在脐上五寸五分）　中脘（在脐上四寸）　神阙（在脐中）　阴交（在脐下一寸）　气海（在脐下一寸五分）　石门（在脐下二寸三分，女人忌灸，即胞门子户）　关元（在脐下三寸）　天柱（在一椎[①]下两旁齐肩）　肺俞（在三椎旁挟脊[②]各相去一寸五分）　心俞（在五椎下挟脊各相去一寸五分）　肝俞（在九椎旁挟脊各相去一寸五分）　脾俞（在十一椎旁挟脊各相去一寸五分）　肾俞（在十四椎下两旁挟脊各相去一寸五分）　腰俞（在二十一椎下间）　涌泉（在足心陷中）　承山（在昆仑上一尺肉间陷中[③]）　三里（四穴，二在曲池下一寸，即手腕下一寸；二在膝下三寸，胻骨外大筋内宛宛中）　中府（在乳上三肋骨中）　食窦（即命关，在中府下六寸）　天突（在结喉下四寸宛中）　地仓（一名胃维，挟口吻旁四分）　上星（在鼻上入发际一寸）　前顶（入发际四寸五分）　目窗（当目上入发际一寸五分）　脑空（在脑后入发际三寸五分）　风府（入发际一寸）

　　[提　要]　本段主要论述全身各穴的定位分布。

---

①　一椎：即第一胸椎。

②　挟脊：即夹脊，沿脊柱旁的部位顺行。

③　肉间陷中：此处指两腓肠肌肌腹下的中央凹陷处。

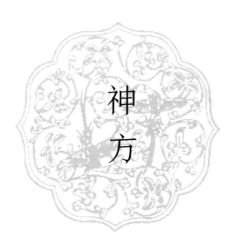

神方

金液丹（一名保元丹，一名壮阳丹）

余幼得王氏《博济方》云：此丹治百种欲死大病，窃尝笑之，恐无是理。比得扁鹊方，以此冠首，乃敢遵用。试之于人，屡有奇效，始信圣人立法非不神也，乃不信者自误耳。此方古今盛行，莫有疑议。及孙真人著《千金方》，乃言硫黄许多利害，后人畏之，遂不敢用。亦是后人该堕夭折，故弃大药而求诸草木，何能起大病哉。余观今人之病皆以温平药，养死而不知悔，余以此丹起数十年大病于顷刻，何有发疽之说，孙真人之过也。凡我同志，请试验之，自见奇效。

此丹治二十种阴疽，三十种风疾。一切虚劳，水肿，脾泄，注下，休息痢，消渴，肺胀，大小便闭，吐衄，尿血，霍乱，吐泻，目中内障，尸厥，气厥，骨蒸潮热，阴证，阴毒，心腹疼痛，心下作痞，小腹两胁急痛，胃寒，水谷不化，日久膀胱疝气膨膈，女人子宫虚寒，久无子息，赤白带下，脐腹作痛，小儿急慢惊风，一切疑难大病，治之无不效验。

舶上硫黄十斤，用铜锅熬化，麻布滤净，倾入水中，再熬再倾，如此七次。研细，入阳城罐内，盖顶铁丝扎定，外以盐泥封固八分厚，阴干。先慢火煅红，次加烈火，煅一炷香，寒炉取出。埋地中三日，去火毒，再研如粉，煮蒸饼为丸，梧子大。每服五十丸或三十丸，小儿十五丸。气虚人宜常服之，益寿延年功力最大。一切牛马六畜吐食者，灌硫末立愈。一切鸡鹅鸭瘦而欲死者，饲以硫末，可以立愈且易肥。

作蒸饼法

清明前一日，将干面打成薄饼，内放干面，包裹阴干。

保命延寿丹

此丹治痈疽，虚劳，中风，水肿，臌胀，脾泄，久痢，久疟，尸厥，两胁连心痛，梦泄，遗精，女人血崩、白带，童子骨蒸劳热，一切虚羸，黄黑疸，急慢惊风百余种欲死大病，皆能治之。一粒胜金液丹十粒，久服延年益寿。

硫黄　明雄黄　辰砂　赤石脂　紫石英　阳起石（火煅，醋淬三次）。

每味各二两，研作粗末，同入阳城罐，盖顶，铁丝扎定，盐泥封固厚一寸，阴干。掘地作坑，下埋一半，上露一半，烈火煅一日夜，寒炉取出。研细，醋丸梧子大。每服十粒，空心送下，童男女五粒，小儿二三粒，俱见成效。

大丹

此丹补肾气，驻颜色，活血脉，壮筋骨，轻步履，明耳目，延年益寿。治虚劳，发热，咳嗽，咯血，骨蒸盗汗，怔忡，惊悸，一切阴疽冷漏，小儿斑痘缩陷，水肿，臌胀，黄黑疸，一切虚羸大病，功同延寿丹，常服可寿百岁余。但富贵人方得合此，贫者难合，只服金液丹亦妙也。

大朱砂一斤（要有墙壁者），为粗末，入阳城罐。先用蜜拌，安砂在底，次以瞿麦末、草乌末、菠薐末各五钱，以鸡子清五钱拌匀，盖在砂上。以罐盖盖住，铁丝扎好，盐泥封固阴干，掘地作坑，下埋五分，上露五分，烈火煅一日夜，寒炉取出。研细，醋打半夏糊丸芡实大，滑石为衣，以发光彩。银器收贮，每服五粒或三粒，空心，面东，热酒下。凡用入药中，并为衣者，俱如此制，则无毒，可放心服。

中丹

此丹补肾气，壮筋骨，延年不老，治脾疟，黄黑疸，脾泄久痢，虚肿水肿，女人血崩白带，骨蒸劳热，小儿急慢惊风及暴注肠滑，洞泄，中风，诸般疮毒，皆效。

雄黄十两，赤石脂二两。

共为粗末，亦用前五味拌制，如大丹法，取研极细，醋糊丸芡实大。大人服十丸，小儿三五丸，空心热酒或米饮下。

三黄丹

此丹治中满，胸膈痞闷，中风，痰喘气急，大便虚秘，功与中丹同，但略峻耳。

雄黄、雌黄、硫黄各五两为粗末，制法如大丹。研极细，

神
方

醋糊丸芡实大。每服十丸，空心米饮下。

四神丹

此丹治病，功力与延寿丹同，治虚证更多，能止怔忡、惊悸诸般大病。

同前三黄丹，外加辰砂五钱。

制法、合法、丸法俱如前。每服四十丸，空心白汤下。

五福丹

此丹功力与延寿丹、中丹同，又能壮阳治阳萎，于肾虚之人功效更多。

雄黄、雌黄、硫黄、辰砂、阳起石各五两。

制法、合法、丸法皆如前，每服三四十丸，空心米饮下。

紫金丹

此丹补脾肾虚损，活血壮筋骨，治下元虚惫，子宫寒冷，月信不调，脐腹连腰疼痛，面黄肌瘦，泄泻精滑，一切虚损之证。

代赭石（烧红醋淬七次）　赤石脂（制法同）　禹余粮（制法同）。

各五两，共研细末。入阳城罐，盐泥封固一寸厚，阴干，大火煅三炷香，冷定。再研极细，醋糊丸芡实大。每服十丸，热酒送下。

全真丹

　　此丹补脾肾虚损，和胃，健下元，进饮食，行湿气。治心腹刺痛，胸满气逆，胁下痛，心腹胀痛，小便频数，四肢厥冷，时发潮热，吐逆泄泻，暑月食冷物不消，气逆痞闷，男女小儿面目浮肿，小便赤涩淋沥，一切虚寒之证。

　　高良姜（炒）四两　　干姜（炒）四两　　吴茱萸（炒）三两　　大附子（制）、陈皮、青皮各一两。

　　上为末，醋糊丸梧子大。每服五十丸，小儿三十丸，米饮下。无病及壮实人不宜多服。

来复丹

　　此丹治饮食伤脾，心腹作痛，胸膈饱闷，四肢厥冷；又治伤寒阴证，女人血气刺痛，或攻心腹。或儿枕作痛及诸郁结之气，真良方也。

　　陈皮（去白）、青皮、大川附（制）、五灵脂各六两，硝石、硫黄各三两。

　　上为末，蒸饼丸梧子大。每服五十丸，白汤下。

草神丹

此丹大补脾肾，治阴毒伤寒，阴疽痔漏，水肿臌胀，中风半身不遂，脾泄暴注，久痢，黄黑疸，虚劳发热，咳嗽咯血，两胁连心痛，胸膈痞闷，胁中如流水声，童子骨蒸，小儿急慢惊风，痘疹变黑缩陷，气厥卒仆，双目内障，吞酸逆气，痞积血块，大小便不禁，奔豚疝气，附骨疽，两足少力，虚汗不止，男子遗精梦泄，沙石淋，溺血，妇人血崩血淋，暑月伤食，腹痛呕吐痰涎，一切疑难大病。此丹乃药中韩信也，取效最速，好生君子，广试验之，知不诬也。

川附子（制）五两，吴茱萸（泡）二两，肉桂二两，琥珀五钱（用柏子煮过另研），辰砂五钱（另研），麝香二钱（另研）。

先将前三味为细末，后入琥珀、辰砂、麝香三味，共研极匀。蒸饼丸梧子大。每服五十丸，米饮下，小儿十丸。

姜附丹

此丹补虚助阳消阴，治伤寒阴证，痈疽发背，心胸作痛，心腹痞闷，喉痹，颐项肿，汤水不下，及虚劳发热，咳嗽吐血，男妇骨蒸劳热，小儿急慢惊风，痘疹缩陷，黑泡水泡斑，脾劳面黄肌瘦，肾劳面白骨弱，两目昏翳内障，脾疟久痢，水泻米谷不化，又能解利两感伤寒，天行瘟疫，山岚瘴气及不时感冒等证。

生姜（切片）五两，川附子（炮切片、童便浸，再加姜汁炒干）五两。

共为末。每服四钱,水一盏,煎七分和渣服。若治中风不语,半身不遂,去附子用川乌去黑皮,制法与附子同。

霹雳汤

治脾胃虚弱,因伤生冷成泄泻,米谷不化,或胀、或痛、或痞,胸胁连心痛,两胁作胀,单腹臌胀,霍乱吐泻,中风半身不遂,脾疟黄疸,阴疽入蚀骨髓,痘疹黑陷,急慢惊风,气厥发昏,又能解利阴阳伤寒,诸般冷病寒气。

川附(泡去皮脐)五两,桂心(去皮尽)二两,当归二两,甘草一两。

共为细末。每服五钱,水一大盏,生姜七片,煎至六分和渣通口服,小儿只一钱。

救生汤

治一切痈疽发背,三十六种疔,二十种肿毒。若初起憎寒壮热,一服即热退身凉,重者减半,轻者全愈。女人乳痈、乳岩初起,姜葱发汗立愈。又治手足痰块红肿疼痛,一服即消。久年阴寒冷漏病,一切疮毒,服之神效。

芍药(酒炒)、当归(酒洗)、木香(忌火)、丁香各五钱,川附(炮)二两。

共为细末。每服五钱,加生姜十片,水二盏煎半,和渣服。

随病上下，食前后服。

钟乳粉

治劳咳咯血，老人上气不得卧，或膈气腹胀，久咳不止，及喉风、喉肿，两目昏障，童男女骨蒸劳热，小儿惊风，胎前产后发昏不省人事，一切虚病，能先于脐下灸三百壮，后服此药，见效如神。盖虚劳乃肾气欲脱，不能上荣于肺，此药是润肺生水之剂，后因邪说盛行，以致此药隐闲。丹溪云：多服发渴淋，此言甚谬。余家大人服三十年，未尝有此疾，故敢附此。服此药须忌人参、白术二味。

石钟乳一斤煅成粉（制法见李时珍《本草》内），再入石鼎煮三炷香，研极细。每服三钱，煎粟米汤下。但此药难得真者，多以滴乳石乱之。真者浮水，性松，煅易成粉。

荜澄茄散

治脾胃虚满，寒气上攻于心，心腹刺痛，两胁作胀，头昏，四肢困倦，吐逆发热，泄泻饱闷等证。

荜澄茄、高良姜、肉桂、丁香、厚朴（姜汁炒）、桔梗（去芦）、陈皮、三棱（炮，醋炒）、甘草各一两五钱，香附（制，三两）。

为细末。每服四钱，姜三片，水一盏，煎七分，和渣服。

半硫丸

治胃虚心腹胀满，呕吐痰涎，头目旋晕，困倦不食，或大便滑泄，水谷不化，小儿面目浮肿，小便赤淋。

半夏（姜矾牙皂煎水炒）、倭硫、生姜各五两。

同捣碎，水浸蒸饼糊丸，梧子大。每服五十丸，小儿二三十丸，白汤下。

渗湿汤

治脾胃虚寒，四肢困倦，骨节酸疼，头晕鼻塞，恶风，多虚汗，痰饮不清，胸满气促，心腹胀闷，两胁刺痛，霍乱吐泻。此药能暖脾胃，辟风寒，祛瘴疫，除风湿。

厚朴二两，丁香、甘草、附子各一两，砂仁、干姜、肉果（面裹煨透）、高良姜各八钱。

锉碎。每用五钱加姜三片，枣三枚，水一盏煎七分，去渣空心服。

生姜半夏汤

治风痰上攻，头旋眼花，痰壅作嗽，面目浮肿。

生姜、半夏各三两。

共捣饼阴干为末。每服四钱，加姜五片，水煎温服。

附子半夏汤

治胃虚，冷痰上攻，头目旋晕，眼昏呕吐等证。

川附、生姜各一两，半夏、陈皮（去白）各二两。

共为末，每服七钱，加姜七片，水煎服。

平胃汤

治老人气喘咳嗽。

葶苈（炒）一两，官桂（去粗皮，另研）一两，马兜铃（去丝蒂）三两。

共为末。每用三钱，水一盏煎七分，于食后细细呷之。

太白丹

疗咳嗽，化痰涎。

枯矾（煨）、寒水石（煅）、元精石（煅）各四两，半夏（制）、天虫（炒去丝）、天南星（制）、白附子各二两。

上为末。面糊丸（面糊即蒸饼也）梧子大，每服三十丸，食后姜汤下。

鹿茸丸

温补下元，疏通血脉，明目轻身。

鹿茸（一具，去毛酥炙） 鹿角霜二两，川楝子（炒取净肉）、青皮、木香各一两。

上为末。蒸饼丸梧子大，每服三十丸，空心盐汤下。

黄药子散

治缠喉风，颐颌肿及胸膈有痰，汤水不下者，用此吐之。

黄药子即斑根一两为细末，每服一钱，白汤下，吐出顽痰即愈。

八风汤

治中风半身不遂，言语蹇塞，口眼㖞斜。先灸脐下三百壮，后服此药永不再发。若不加灸，三年后仍发也。

当归　防己　人参　秦艽　官桂　防风　钩斛　芍药　黄芪　甘草　川芎　紫菀　石膏　白藓皮　川乌　川羌活　川独活　黄芩　麻黄（去节）　干姜　远志。

各等分，剉为末。每服五钱，水酒各半，煎八分，食前服。

八风丹

治中风，半身不遂，手足顽麻，言语謇塞，口眼㖞斜。服八风汤，再服此丹，永不再发。

大川乌（炮）、荆芥穗各四两，当归二两，麝香（另研）五钱。

上为末。酒糊丸，梧子大，空心酒下，五十丸。中风者不可缺此。

换骨丹

治中风半身不遂，言语謇涩，失音中风者。先灸脐下三百壮，服金液丹一斤，再服此药。

当归、芍药、人参、铁脚威灵仙各二两，南星三两，乳香（去油）二两，没药（去油）二两，麻黄（去节，三斤，另煎汁和上药）。

上各为末。先将前五味和匀，后入乳香、没药以麻黄膏和匀为丸，如弹子大。每以无灰酒下一丸，出汗，五日一服。仍常服延寿丹、金液丹。

三五七散

治贼风入耳，口眼㖞斜之证。

人参、麻黄（去节）、川芎、官桂、当归以上各一两，川乌、甘草各五钱。

神方

323

上为末。每服二钱，茶下，日三次。

蜜犀丸

治半身不遂，口眼㖞斜，语言不利，小儿惊风，发搐。

槐角（炒）四两，当归、川乌、元参（炒）各二两，麻黄、茯苓（乳拌）、防风、薄荷、甘草各一两，猪牙皂角（去皮弦子，炒）五钱，冰片五分（另研）。

先以前十味为末，后入冰片和匀，蜜丸樱桃大。每服一丸，小儿半丸，细嚼茶清下。

白龙丸

治风邪言语不遂等证，面如虫行，手足麻木，头旋眼晕及伤风、伤寒，头痛拘急，小儿急慢惊风，大人风搐失音，并皆治之。

天南星四两（以生姜四两同捣成饼），川乌、甘草、藁本、甘松、白芷、桂心各二两，海桐皮一两，石膏二两（煅研极细）。

以前八味共为末，糯米糊丸弹子大，石膏为衣，茶清下，大人一丸，小儿半丸。若治伤寒，姜葱汤下，出汗。

华盖散

治伤寒头痛发热，拘急，感冒，鼻多清涕，声音不清。大能解利四时伤寒，瘟疫瘴气等证。

麻黄四两（浸去沫），苍术八两（米泔浸），陈皮、官桂、杏仁（去皮尖）、甘草各二两。

共为末。每服四钱，水盏半，煎八分，食前热服，取汗。

祛风散

治风寒头痛，遍身拘急，破伤风，洗头风，牙槽风，肩背痉直，口噤。

天南星二两（泡），生姜一两（同南星制），防风二两，甘草一两。

共为末。每服四钱，姜七片水煎服，取汗，无汗再服。

当归柴胡汤

治伤寒头痛，发热恶寒，肢节痛，吐逆。

柴胡五钱，半夏二钱（以生姜一钱同捣），当归一钱，甘草五分。

加姜、枣，以水二盏煎至八分，热服取汗，微微即止。

大通散

治伤寒胃中有热，或服热药太多，发狂言，弃衣而走，登高而歌，或腹痛下血，但实热者用之，虚人大忌。

大黄二钱，枳实（麸炒）二钱，甘草一钱。

水煎空心热服，不利再服，得利即止。

知母黄芩汤

治伤寒胃中有热，心觉懊恼，六脉洪数，或大便下血。

知母二钱，黄芩二钱，甘草一钱。

水煎热服。

当归芍药汤

治中暑下血，血痢腹痛。

当归、芍药各二钱。

水煎热服。

四顺散

治中暑冷热不调，大便下赤白脓。

川黄连(酒炒)、当归、芍药各二钱,御米壳[①](去隔膜,醋炒)二钱。

加生姜七片水煎,食前热服。

知母散

解一切烦热,口干作渴饮水,若系实热,皆以此解之,不损元气。若困倦减食者,乃胃虚发热也,不可服凉药,当以温中为主。

知母五钱(盐水炒,研末),姜(三片)。

水一盏,煎六分,温服。

术附汤

治六七月中湿,头疼,发热恶寒,自汗,遍身疼痛。

附子(炮)一两,白术(土炒)二两,甘草(炒)五钱。

共为末。每服五钱,姜七片,水煎热服。

截疟丹

治一切疟疾,但疟不宜截,宜补。

---

① 御米壳:婴粟壳的别名。

硫黄一两，雌黄（色红出阴山）一两，砒霜一钱。

为末，入罐内，盐泥封固，阴干，打火三香，冷定取出，醋糊丸梧子大。每服五丸，空心米饮下。凡用砒要将萝卜切去盖，下段挖空入砒，以盖盖好，纸包火煨透存性取出。今此丹系打火炼过，不必萝卜制。

为丸时须研和极匀，若欠匀恐砒有多有少，多处，或致损伤人命。

良姜理中汤

治虚疟、久疟脾胃虚弱，若初起为冷物所伤，亦用此方。

高良姜、干姜（炒）、草果（去壳炒）各二两。

为末。每服四钱，水煎，空心服。

建中汤

治久发疟疾，脾胃虚弱，胸膈腹中饱闷，痞块两胁连心痛，四肢沉重，发热，泄泻，羸瘦等证。

附子（炮）、白术（土炒）各二两，芍药（酒炒）四两，甘草（炒）、干姜（炒）、草果（去壳炒）各一两。

为末。每服五钱，水煎，热服。

二圣散

治脾胃虚寒，呕吐不食。

硫黄五两，水银五两。

共研末同炒，再研细。每服三钱米汤下，小儿一钱，姜汤亦可。炒成青砂头，亦治翻胃膈食，吐痰神效。

八仙丸

治脾胃久冷，大便泄泻，肠中疼痛，米谷不化，饮食不进等证。

附子（炮）、高良姜、荜茇、砂仁、肉豆蔻各一两，生姜三两，厚朴四两（姜汁制）。

为末。醋糊丸梧子大，米饮下，五十丸。

厚肠丸

治脾虚伤食，大便下赤白脓，肠鸣腹痛泄下，米谷不化，小儿脾虚滑泄，脱肛，疳瘦等证。

川乌（炮）、肉桂、硫黄（另研）、赤石脂（煅）各一两，干姜（炒）二两。

为末，糯米糊丸，梧子大。每服五十丸，白汤下。

神方

阿胶丸

治冷热不调，下痢赤白。

黄连、黄柏（盐水炒）、当归各一两，乌梅肉（炒）一两，芍药二两，阿胶（蛤粉炒）一两。

为末。蒸饼丸梧子大，白汤下，五十丸。

桃花丸

治肠胃虚，下赤白脓，小儿脱肛，极效。

干姜（炒）二两，赤石脂（煅）二两。

为末。米糊丸，梧子大，米饮下五十丸。

如圣饼

治大肠冷热不调，下赤白痢，及大人、小儿一切积滞。

密陀僧五钱，诃子（大者，火煨去核）八个，硫黄三钱，轻粉二钱，石燕（一对，洗净烧红，酒焠）。

为末。面糊丸，龙眼大，捏作饼。每用一饼，入灰中略煨热，茶清下。

珍珠散

治大人小儿霍乱吐泻。

硫黄、滑石各二两。

共为细末。每服二钱，白汤下，不愈再服，小儿一钱。

少阳丹

能解利两感伤寒、瘟疫瘴气。

硝石、硫黄、五灵脂（醋炒）、青皮、陈皮、麻黄各二两。

为末。先以硝石炒成珠，和诸末，米糊丸绿豆大，白汤下五十丸，再以热汤催汗。

中和汤

治伤寒、瘟疫，头目昏痛，发热，鼻流清涕，服此不致传染。

苍术一斤（米泔浸），川乌（炮）、厚朴（姜制）、陈皮、甘草各四两，草果二两。

共为末。每用四钱，生姜七片，水煎和渣服。

还睛丹

治脾肾虚衰，精血不生，致双目成内障。

磁石（活者，火煅醋淬七次）、硫黄、雄黄、雌黄各二两共为粗末，入罐，打三炷香，冷定取出，研细配后药。

钟乳粉、附子、台椒（炒出汗）各二两。

共为末，醋糊丸梧子大。每服二十丸，空心米饮下，日二服。半月觉热攻眼，勿惧，乃肾气潮眼，阳光复生也。热时用两手搓热揉之，揉一番，光明一番，六十日后复明。药尽再服一料。

密蒙花散

治风热攻眼，昏睛多眵，隐涩羞明，或痒，或痛，渐生翳膜，或患头风在先，牵引两眼，渐觉细小，及暴赤肿痛。

密蒙花、木贼（去节）、川羌活、甘菊花、白蒺藜（炒去刺）、石决明（煅，再用盐水煎）。

各等分为末。食后，茶清下三钱。

拨云散

治上焦壅热，眼目赤肿，疼痛或生翳障，先服洗肝散，后服此药。

荆芥穗、川芎、防风各二两，枳壳（麸炒）、蝉蜕（去翅足）、薄荷、龙胆草、甘草各五钱。

共为末。每服二钱，食后服。

洗肝散

治脏火太过，壅热攻目，或翳障疼痛。

大黄（二钱），黄芩（三钱）。水煎食前服。

补肝丸

能补肝肾之气，服还睛丸后多服此药。

台椒（炒）、仙灵脾①（剪去边弦，蜜水炙）、白蒺藜（炒去刺）。

各等分为末，酒糊丸梧子大，空心米汤下，三十丸。

文蛤散

治目弦肿，大小眦成赤疮。

五倍子一两研末，每服三钱，水一盏，煎八分，先洗，后以箸头点之。

---

① 仙灵脾是淫羊藿的别名。

一醉膏

治耳聋。

麻黄一斤，以水五升，熬一升，去渣熬膏。每服一钱七分，临卧热酒下，有汗即效。

睡圣散

人难忍艾火灸痛，服此即昏睡，不知痛，亦不伤人。

山茄花（八月收），火麻花（八月收）。

（按：八月中火麻花已过时，恐作七月为是。）

收此二花时，必须端庄闭口，齐手足采之。若二人去，或笑，或言语，服后亦即笑，即言语矣。采后共为末，每服三钱，小儿只一钱，茶酒任下。一服后即昏睡，可灸五十壮，醒后再服再灸。

（按：山茄子，今谓之风茄儿，其花亦谓之曼陀罗花，火麻即大麻。今圃地所植之黄麻乃是此种。《本草纲目》云：曼陀罗花，生北土，南人亦有栽者。春生夏长，独茎直上，高四五尺，生不旁引，绿茎碧叶，叶如茄叶。八月开白花，凡六瓣，状如牵牛花而大，攒花中折，骈叶外包，朝开夜合。结实圆而有丁拐，中有小子。八月采花，九月采实。花实气味俱辛温有毒，主治诸风及寒湿脚气、惊痫、脱肛等证。相传此花，笑采浸酒饮，令人笑；舞采浸酒饮，令人舞。予尝试之。饮须半酣，更令一人或笑或舞，引之乃验。又云七月采火麻子花，八月采山茄子花，阴干等分为末，热酒调服三钱。少顷，昏昏如醉，割疮、灸火不觉苦痛，盖古方也。今外科所用麻药即是此散，服之并无伤害。）

薄荷散

治心肺壅热，头目不清，咽喉不利，精神昏浊，小儿膈热。

真薄荷二两，桔梗三两，防风二两，甘草一两。

为末。每服四钱，灯心煎汤下。

碧云汤

治风痰上攻，头目昏眩，咽喉疼痛，涎涕稠粘。

荆芥穗二两，牛蒡子（炒）一两，真薄荷一两。

为末。食后，茶下三钱。

丁香丸

治宿食不消，时发头疼，腹痛。

丁香、乌梅肉、青皮、肉桂、三棱（炮）各二两，巴豆（去油）一两。

为末，米糊丸黍米大，白汤下七丸，小儿三丸。

润肠散

治老人虚气、中风、产后大便不通。

枳实（麸炒）、青皮、陈皮各一两。

共为末。每服四钱，水一盏，煎七分，空心服。

菟丝子丸

补肾气，壮阳道，助精神，轻腰脚。

菟丝子一斤（淘净酒煮，捣成饼，焙干），附子（制）四两。

共为末，酒糊丸梧子大，酒下五十丸，十日后强壮。

石膏丸

治肾厥头痛，及肾虚咳嗽，烦闷，遗尿。

石膏一两，硫黄一两，硝石一两（合硫黄同研），天南星一两（用生姜一两同捣）。

为末，面糊丸梧子大，食前米饮下五十丸，日二次。

宣风丸

治风湿脚气，走注上攻，两足拘急疼痛，或遍身作痛。

黑丑（取头末）二两，青皮一两，胡椒二十一粒，全蝎二十四枚（去头足）。

共为末，蜜丸梧子大。食前，白汤下五十丸，或三十丸。

五膈散

治肺伤寒，误服凉药，冰消肺气，胸膈膨胀，呕吐酸水，口中如含冰雪，体倦减食，或成冷劳，胸中冷痰，服此皆效。

人参、黄芪（炙）、白术、麦冬、官桂、附子（炮）、干姜（炒）、远志（去心）、台椒、北细辛、百部（去芦）、杏仁各等分。

共为末。水煎服四钱。

撮气散

治凉药伤肺，饮食不下，胸膈饱闷，吞酸气逆，久嗽不止。

白术、干姜各二两，黄芪（蜜水拌炒）、附子、川椒、杏仁各一两，甘草五钱。

共为粗末，水煎服四钱。初服冷热相搏，觉烦闷欲吐，少顷撮定，肺气自然下降矣。

麦煎散

治幼年心络为暑所伤，每至暑时，即畏热困倦减食。

知母、乌梅肉、地骨皮、柴胡各二钱，大麦一撮。

上锉片成一剂，水煎温服缓下。

剪红丸

治远年近月，肠澼下血。

吴茱萸（去梗）二两，荆芥穗二两，川乌一两。

上炒黄色，共为末，醋糊丸梧子大，每服五十丸，空心白汤下。

分气丸

治心腹痞闷疼痛，两胁气胀，痰涎上攻，咽嗌不利，能行气，化酒食。

黑丑（半生半熟取头末）四两，青皮（炒）、陈皮（炒）、干姜（炮）、肉桂各一两。

共为末，水法梧子大。每服三十丸，空心姜汤下。

镇心汤

治心气不足，为风邪鬼气所乘，狂言多悲，梦中惊跳。

人参、茯苓、石菖蒲（桑叶水拌炒）、远志、木香、丁香各一钱，甘草、干姜各五钱，大枣（三枚）。

水煎空心服。

远志丸

治心气不足，多悲，健忘，精神皆默，手颤脚搐，多睡。

远志、人参、石菖蒲、茯苓。

为末，蜜丸梧子大。每服三十丸，酒枣汤任下。

定痛丸

治奔豚上攻，心腹腰背皆痛，或疝气连睾丸痛。

木香、马蔺草（醋炒）、茴香、川楝子（炒）各一两。

共为末。每服四钱，滚酒下，连进二服，其痛即止。

阿胶散

治肺虚咳嗽咯血。

牙香（炒）三两，阿胶一两（蛤粉炒成珠）。

为末。每服三钱，姜汤下，日三次。

定风散

治破伤风及洗头、牙槽等风，牙关紧急，项背强直，角弓反张。若一二日者，服此可治，五七日者难治，须急灸脐下三百壮。

川乌（炮）二两，防风二两，雄黄一两。

共为末。每服四钱，水煎，和渣服，日三次，出汗愈。

安虫散

治虫攻心痛，吐清水。如蛲虫，发则腹胀，寸白虫则心痛，并治之。

干漆（炒至烟尽）五钱，鹤虱（炒净）、雷丸（切炒）各一两。

共为末。每服二钱，小儿一钱，米汤下。

槟榔丸

治小便淋涩不通及血淋、石淋。

槟榔、芍药、苦楝子（炒）、马蔺花各一两。

共为末。每服四钱，酒煎热服。

换骨散

治癞风，面上黑肿，肌肉顽麻，手足疼痛，遍身生疮。先灸五脏俞穴，后服此药。

乌蛇（去头尾酒煮取肉）、白花蛇（同上制法）、石菖蒲、荆芥穗、蔓荆子、天麻（酒炒）、胡首乌（小黑豆拌，蒸、晒）、白杨树皮（炒）各二两，甘草（炒）、地骨皮（酒炒）、枳壳（麸炒）、杜仲（盐水炒）、当归（酒炒）、川芎（酒炒）、牛膝（盐水炒）各一两。

共为末。每服二钱，酒下。

胡麻散

治疠风浑身顽麻，或如针刺遍身疼痛，手足瘫痪。

紫背浮萍（七月半采）一斤，黑芝麻（炒）四两，薄荷（苏州者佳）二两，牛蒡子（炒）、甘草（炒）各一两。

共为末。每服三钱，茶酒任下，日三服。

消瘿散

治气瘿多服取效，血瘿不治。

全蝎（去头足）三十枚，猪羊靥（即膝眼骨）各三十枚（炙枯），枯矾五钱。

共为末，蜜丸梧子大。每服五十丸，饴米糖拌吞或茶任下。

补宫丸

治女人子宫久冷，经事不调致小腹连腰痛，面黄肌瘦，四肢无力，减食发热，夜多盗汗，下赤白带，久服且能多子。

当归（酒炒）、熟地（姜汁炒）、肉苁蓉（酒洗去膜）、菟丝子（制法见前）、牛膝（酒洗）各二两，肉桂、沉香、荜茇（去蒂炒）、吴茱萸（去梗）、肉果①各一两，真血竭、艾叶各五钱。

共为末，醋糊丸梧子大。每服五十丸，或酒，或白汤任下。

胶艾汤

治妇人冲任虚损，月水不调，子宫久冷，腰腹疼痛，赤白带下，或恶露不止。此药能通经络，活死血，生新血。

阿胶（蛤粉炒成珠）、艾叶、当归、白芍、川芎、熟地各二两，甘草、干姜各五钱。

共为末。每服四钱，水煎和渣热服，戒怒气一月。

---

① 肉果为肉豆蔻的别名。

地血散

治妇人心血间有热，饮食不减，起居如常，但发烦热。

茜草、当归、白芍、乌梅、柴胡、知母各一钱。

每剂加姜三片，水煎温服。

大青膏

治小儿吐泻后成慢惊，脾虚发搐，或斑疹后发搐。

乌蛇（去头尾，酒浸炙），全蝎十枚（去头足），蜈蚣五条（去头足，炙），钟乳粉（要真者火煅研极细末，水飞净）五钱，青黛、丁香、木香、川附子（制）各五钱，白附子（面包煨熟）一两。

共为末，蜜丸龙眼大。每服一丸，滚水下，连进二服立差。甚者灸中脘五十壮。

碧霞散

治痰涎壅盛卒仆，或发惊搐，一切急症，服此吐痰。

猪牙皂角（炙去皮弦）、铜青（另研）、大黄（生用）、金线重楼（即金线钓虾蟆，制法见后）各五钱。

上为末。每服一钱，小儿三五分，白汤灌下。牙关紧者，鼻中灌下，吐痰立愈。

万灵膏

治小儿疳瘦腹胀，水泻多消。

香附一两，青皮、川黄连、肉桂、巴豆（去油）、砂仁、肉果各五钱。

上为末，醋糊丸黍米大。每用三五七丸温水下。

育婴丹

治小儿面黄肚大，青筋作泻及五疳诸积，健脾进食。

上好白蜡一两二钱（入铫顿化，倾入碗内七次），朱砂一钱（飞净，心疳用之），赤石脂一钱（火煅，脾疳用之），青黛一钱（肝疳用之），寒水石一钱（用泥罐上下盖定火煅，肺疳用之），牡蛎一钱（火煅，肾疳用之）。

先将白蜡研碎，后加各经引药，共研细末，分作十帖。每用鸡蛋一枚，开一小孔，去黄留清，入药一帖，搅匀，纸封口，或蒸，或用火煨，任意食之，酒饭无忌。

抑青饼

治小儿惊风，清膈化痰，降热火。

防风、薄荷、桔梗（炒）各一两，甘草（炙）、青黛（净）各五钱，冰片四分。

共为末，蜜丸芡实大，或捏作饼，姜汤下。

朱砂丸

治小儿膈热消痰。

半夏（制）、辰砂各五钱，杏仁三十粒（去皮）。

共为末，蒸饼丸梧子大。每服十丸，或五七丸，食后薄荷汤下。

醒脾丸

治久疟不瘥。

川乌五两（姜汁浸去黑皮，切片），大蒜三两（煨去皮）。

共为末，醋糊丸梧子大。每服二十丸，米饮下，小儿量减。

夺命丹

治中风左瘫右痪半身不遂，口眼㖞斜，言语蹇涩。

川乌（酒煮）、苍术（米泔浸）各四两。

共为末，酒糊丸梧子大，空心服十五丸，忌见风，暖盖出汗。

脱衣散

治汗斑及紫白癜风。

附子、硫黄各五钱。

共为末，姜汁调，以茄蒂蘸擦三四次全愈。

百花散

治腿肚血风臁疮，小儿蝼蛄疖，或耳底出脓，瘰疬痔漏。

川乌五两捣为末。凡一切疮毒，以麻油调涂，湿者干糁，耳中出水吹入，牛马六畜疮皆可治。人家合酱入此末五钱，不生虫蛆。

附：金线重楼治证

金线重楼俗名金线钓虾蟆，采得去外黑粗皮，用石头打碎，勿见铁器。

晒干为末，小罐收贮。凡一切要吐痰涎之证，用代瓜蒂最妙。

一治风痰结胸，用一钱，阴阳水和服，吐去痰即愈。

一治伤食成疟疾者，用一钱，临发，空心水和服，一吐即愈。

一治禁口痢疾，凉水和服一钱，吐痰即愈。

服金液丹各证引药

虚劳，白汤下，或姜汤下。

骨蒸潮热，地骨皮汤或炒胡黄连五分煎汤，或丹皮汤下。

吐血，茅根汤或藕节汤下。

消渴，乌梅汤或石膏汤下。

肺胀，真苏子汤下。

中满，陈皮汤或木香汤或芥菜汤下。

水肿，车前子汤或木通汤下。

休息痢白者，用臭椿根皮汤下，红者用鸡冠花汤下。

脾泄，车前子炒焦，煎汤下。

注下，木通汤下。

大便闭，芒硝煎汤下。

小便闭，木通汤下。

尿血，山栀木通汤下，或灯心竹叶汤下。

霍乱，藿香汤下。

吐泻，生姜灯心汤下。

尸厥，姜汤下。

气厥，真苏子汤下。

阴证，附子汤下。

阴毒，黄芪汤或附子汤下。

目中内障，木贼菊花汤下。

心下作痞，枳实桔梗汤下。

心胃痛，延胡索汤或酒下。

胃寒米谷不化，干姜麦芽汤下，

两胁急痛，青皮汤下。

肚腹痛，甘草白芍汤下。

脐腹痛，麦芽汤下。

小腹痛，小茴香汤下。

膀胱疝气，小茴橘核汤下。

女人子宫虚冷，姜汤下。

赤带，地榆汤下。

白带，樗白皮汤或白果（炒煅）煎酒下。

小儿急惊风，金银花汤下。

慢惊风，人参汤下。

一切疑难之证，俱用姜汤下。

（昔人称金液丹有起死回生之功，真是救危神剂，然亦有戒人服饵者。如苏颂之《本草图经》，寇宗奭之《本草衍义》，一言其为效虽捷，为患亦速；一言其人但知用之为福，而不知为祸。盖亦有所鉴而云，世人于此疑而不敢服者多矣。然余常见二人，年少时，皆荒耽于色，至五十外皆患虚损，服参附渺若不知，有劝饵硫黄者，二人皆服皆有效。一人不能节欲，阅五六年竟以气脱而殒；一人能止欲，至八十余始卒，此目所亲击者也。夫药以治疾，有是疾必得是药而后愈。许叔微所谓"形有寒邪，虽婴孩亦可服金液；脏有热毒，虽羸老亦可服大黄。"至哉！通变之说，理不妄也。但中病则已，久服或致偏胜之患。凡药皆如是，岂特金液丹哉！其或服之终身，反致寿考，此其禀受特异余人，非可概论。若夫元气未衰，阴精先耗，此药实非所宜。更或渔色之徒，朝餐夕饵，不以此为治疾之良剂，而以此为逞欲之单方，自戕其生，而不之惧，卒乃归咎于金液丹之不可饵。然则鉴人之伤食而并议稻麻菽麦之不宜餐，鉴人之伤饮而并疑酒浆茗汁之不可啜，岂理也哉？因忆书册中所载服硫黄而受益者，采摘数条，附录于后，以示来者。）

（《夷坚志》云：唐与正知医，遇人有奇疾，多以意治之。从舅吴巡检病不得前溲，卧则微通，立则涓滴不下，医人遍用通利小肠诸药，穷技巧勿验。因其侄孙来问吴：常日服何药？曰：常服黑锡丹。问：何人结砂？曰：自为之。唐洒然悟曰：此繇^①结砂时，铅不死，硫黄飞去，铅砂入积膀胱，膀胱卧则偏重，故犹可溲，立则正塞水道，以故不能通。乃取金液丹三百粒分为十服，煎瞿麦汤下之，膀胱所积之铅得硫黄皆化成灰，自水道下，犹累累如细砂，病遂愈。）

（《类编》云：仁和县一吏早衰，病瘠齿落，从货药道人得一方：碾生硫黄为细末，入猪脏中，水煮脏烂，入蒸饼丸如梧子大，随意服之。两月后饮啖倍常，步履轻捷，年逾九十，略无老态，执役如初。因从邑宰^②入村，醉食牛血，遂洞下数十行，所泄如金水，顿觉尪悴，少日而死。李巨源得其事于临安入宫医官管范，尝与王枢使言之。王曰：尝闻猪肪脂能制硫黄，兹用猪脏尤为得理。枢使亦合服之，久亦见效。）

（《本草通玄》云：壬子秋余应试，北雍有孝廉张抱赤，久荒于色，腹满如斗，以参汤吞金匮丸，小便差利，满亦差减。阅旬日^③而满腹如故，肢体厥逆，仍投前药，竟无裨也。举家哀乱，惟治终事。抱赤泣告曰：若可救我，当终身父事之。余曰：能饵

————————

① 繇（yóu）：古通"由"，由于。

② 宰：古代官名。

③ 旬日：十天。旬，一个月分为上、中、下三旬。

金液丹数十粒，虽不敢谓万全，或有生理。抱赤连服百粒，小便遄^①行，满消食进，更以补中、八味并用，遂获痊安。故夫药中肯綮，如鼓应桴^②。世之病是证而不得援者众矣。有如抱赤之倾信者几人哉！且硫非治满之剂，特以元阳将绝，参附无功，藉其纯阳之精，令阴寒之滞，见晛^③冰消尔。）

[提　要]　本段主要论述金液丹的治验。

[白话解]　（古人称金液丹有起死回生之功，乃急救要药，但也有劝病人不要服用的。如苏颂的《本草图经》，寇宗奭的《本草衍义》，一方面说金液丹起效虽速，但为害亦速；一方面说人们只知道用它的好处，而不知用它的坏处。上述言论应该有它的来历，导致世人怀疑金液丹而有很多人不敢服用。而我常见的两个人，年轻时，都沉溺于女色，至五十岁以外都患上了虚损之疾，服人参、附子之剂毫无寸效，有人劝他们服用硫黄之剂，两人都服用了，而且全都有效。其中一人不能节制色欲，五六年之后竟患气脱之证而亡；另一人则能节制色欲，活到八十多岁才去世，这是我亲眼看到的。药是用来治病的，有什么病就得用什么药来治疗。许叔微所说"形体感受寒邪，虽是婴儿也可以服用金液丹；内脏存在热毒，虽是老弱也可以服用大黄。"说得太好了！灵活运用的说法，道理千真万确。但要注意，中病即止，长期服用也可能出现药性偏胜的副作用。所有药物都是这样，怎么能责怪金液丹呢！也有人终身服用金液丹，岁数也活得很大，但这种人体质比较特殊，不可一概而论。如果病人元气未衰，阴精先耗

---

① 遄（chuán）：快，迅速。

② 桴（fú）：鼓槌。

③ 晛（xiàn）日气，日光，太阳照射。

金液丹实非所宜。更有好色之徒，禁不住女色的诱惑，不以此药为治病之良剂，而以此药为纵欲的良方，自己戕伐生命而不畏惧，最后反倒归咎于金液丹不可服用。就像有人伤食之后而将稻、麻、菽、麦统统归为不宜食用之列，有人伤饮之后而将酒、浆、茗、汁统统归为不可饮用之列，道理不是一样的吗？因此，我把看过的书中所载服用硫黄后获益的病案摘列出来，附录于后，以示后来学者。）

（《夷坚志》中说：唐与正通晓医道，遇到有人患奇怪的毛病，多能独出心裁进行治疗。堂舅吴巡检患病，小便从前面不能正常尿出，躺下则小便微通，一旦站立则点滴不下。医生把通利小便的药物都用遍了，没有一点儿效果。其侄孙来问吴说：平常都吃什么药啊？回答说：常服黑锡丹。又问道：什么人帮着结砂呢？回答说：自己来做。唐医猛然醒悟道：这是由于结砂时，铅保存下来，而硫黄消失，铅砂沉积于膀胱，所以，平躺则铅砂沉积于膀胱后壁，小便还能勉强通利，一旦站立则铅砂正好堵塞尿道，从而导致小便不通。于是，用金液丹三百粒分十次服用，煎瞿麦汤送服。膀胱沉积之铅砂遇见硫黄，都化成灰，从水道而下，其形累累如细砂，于是病愈。）

［《类编》（应为明代江瓘的《名医类案》）中说：仁和县一名官员患早衰之证，形体消瘦，牙齿脱落，从卖药的道人处寻得一方：将生硫黄碾为细末，装入猪的内脏中，用水煮至内脏熟烂，加入蒸饼为丸，如梧桐子大，任意服用。两个月后，饮食明显增加，步履轻快，年过九十，一点儿也不显老，干起活儿来和年轻时一样。因跟从县官儿入村，喝醉后食用牛血，于是大下数十行，泻下之物色黄如金，全身立刻感觉疲乏憔悴，过几天便去世了。李巨源

从临安入宫医官管范处听说此事，曾和王枢使谈及。王枢使说：听说猪油可以克制硫黄的毒性，此处用猪的内脏非常合理。王枢使也配制服用，日久也见到了效果。]

（《本草通玄》中说：壬子年秋，我去应试，北雍有一个叫张抱赤的孝廉，沉溺女色日久，腹部胀大如斗，自用人参汤送服金匮肾气丸，小便稍利，腹部胀满也稍有减轻。过十天左右而腹部胀满如故，四肢冰凉，仍投前药，竟然不再有效。一家老小悲哀无比、惊慌错乱，只好等待办理后事。抱赤哭着跟我说："如果能够救我性命，我将像对待父亲一样终身侍奉您。"我说："如果能服用金液丹数十粒，虽不敢说能够治愈，或许有一线生机。"抱赤连续服用一百多粒，小便很快通利，胀满已消，饮食增进，更用补中益气、八味丸等同时使用，终于治好了抱赤的疾病。所以，如果药能对证，效果会非常显著。世上得这种病而没有得到救治的太多了。像抱赤这样相信我的能有几个人呢！硫黄并非除满之剂，但在元阳将绝的情况下，人参、附子之类药物无效，故借其纯阳之药性，将凝滞之阴寒邪气融化消除。）

神治诸般风气灵膏

红砒一斤入罐化汁，用金头蜈蚣、全蝎末投砒内，以砒不起烟为度。又以砒用槐角子一斗煮三昼夜，水干为度，上以土筑实，封固，火煅锅通红，死砒脆白化成汁。用砒一两，配前金液硫一两，共研为末，摊于膏药贴患处。

汗斑神效方

黑芝麻一撮，碱汁半杯。

将芝麻研细入碱汁，煎数沸，搽之即愈。

跋 ①

　　《扁鹊心书》三卷及《神方》一卷，宋绍兴中开州巡检窦材所集录。已尝锓②板行世，而岁久湮没，人间少有见者。古月老人得之，诧为奇书秘册，宝藏不啻③在琅函玉笈中。老人精医理，于古今方论，剖析疑似，指斥讹谬，皆合轩岐正义。遇危急之疾，他人缩手告难，老人治之往往奏效。年五十外又得此书，嗣后治人痼疾，益多奇验。没后，其子道周继其业，尝手其书示余，曰：思欲重刊，以传于世。而家贫乏力，迟之十余年，竟不克刊，道周亦没，历今又十余年。见其孙纪云语及是书，因出其祖手录副本见示，上有参论百余条，拾遗补阙，可谓窦氏功臣。第字句不无讹错，边方亦有蠹蚀。问前者所见原本，则归横塘一藏书家。余深以不得再见为歉，又恐此本久亦湮没不存。爰加较勘，即以参论诸条附注其下，以付剞劂④。一以恩故人昔日见示斯编之意；一以使奇方要诀，流传世上，后人用之得以起沉疴而保天年，为益甚无穷也。回思数十

---

　　① 跋（bá）：写在文章或书籍的后面，对书的内容进行评介。

　　② 锓（qǐn）：雕刻。

　　③ 啻（chì）：但，只。不啻：不止，不只。

　　④ 剞劂（jī jué）：雕刻，印刷。

年前与古月老人父子相晤语，宛然^①畴昔^②事。岁月如驰，两人墓木已拱，不获亲见是书重刊，为可叹也。老人名珏，字念庵，因姓胡氏，故自号古月老人。

乾隆乙酉二月丁丑朔紫阳山民王琦书

[提　要]　本段为清代王琦为此书撰写的跋一。

[白话解]　《扁鹊心书》三卷及《神方》一卷，为宋代绍兴年间开州巡检窦材所撰集。曾经刻板印刷、刊行于世，但岁月已久、濒临失传，世间少有见到者。古月老人得之，惊诧该书为奇书秘册，犹如藏在玉石书函中的宝藏。古月老人精通医理，对于古今方论，能够剖析疑似，指出错误，都与岐黄正义相合。遇到急危重证，他医认为棘手，古月老人往往能够治疗见效。五十岁之后又得到此书，之后治疗沉年痼疾，多获奇效。其去世后，其子道周继承父业，曾经把这本书拿给我，说："我想把这本书重新刊行，使其流传后世。"然而，无奈家境贫困，没钱出版，推迟了十多年，都还没能刊刻。道周也去世了，至今又十多年。遇到其孙纪云跟我谈及此书，向我出示其祖父的

---

① 宛然：仿佛，逼真地。

② 畴昔：过去，以前。

手抄副本，上有评论百余条，拾遗补阙，可谓窦氏的功臣。只是字句略有错误，边缘方剂亦有虫蠹。问及祖父所见的原本，则藏在横塘的一位藏书家之中。我深深地为不能见到此书原本而遗憾，又怕手头传本随着时间消逝也湮没不存。于是，加以校勘，将古月老人所作参论附注于下，以出版印刷。这样，既对得起已经去世的人过去把这本书拿给我的心意，又可使奇方要诀流传世上，后人用之得以治愈沉疴而颐养天年，好处实在是太多了。回想数十年前，与古月老人父子见面交谈，往事历历在目。岁月如驰，两人棺木已经变形，没有亲眼看见此书重获刊行，实在是令人惋惜。古月老人名珏，字念庵，因姓胡氏，故自号古月老人。

乾隆乙酉二月丁丑朔紫阳山民王琦书

跋

窦氏材生于宋之中叶，而书中有河间、丹溪遗讹后世之语。又钟乳粉方下，訾[1]丹溪"多服发渴淋"之说为谬，又言制法见时珍《本草》，何缘举元明人之书而及之，其为后人增益无疑，兼知是编非窦氏原本矣。仲景《伤寒论》，古今奉为不刊[2]之典，窦氏顾有指摘其未当者数条，盖由胶执其词，未尝融贯以参领其活泼之用，致意见有差池耳。再后人自当分别观之，能鉴其是，更能正其非，判然不惑，斯为善读古书者。

人禀阴阳二气以成此身，身之内皆二气所充周也。互以相生，因以相济，而无过与不及之相陵，是以内外和平而无疾病。有疾病者反是。治之者，扶阳保阴，各视其攸[3]宜，损之，益之，以期于至当而无偏焉。是书重在扶阳，或者疑其不免偏见。然余尝观天地间日月盈亏，寒暄递运，雨旸[4]时若，草木盛衰，而信阳常有余，阴常不足，乃造化自然之枢机。若夫阳常有余，而芸生不厌其有余；阴常不足，而芸生不苦其不足。以此悟扶阳之理视保阴为尤要者，亦本造化当然之轨。则窦氏之书以灼艾为第一，饵丹药为第二，用附子为第三，传此三法以为保命真诀，洵千古不磨之法。何庸[5]排訾其非哉。其议论张王以下六子也，非务为好辩以矫异也。序中已明言，学六子之书，以调治小疾百发而百中，特以数十种大病，垂危之证，非其书中所载诸方可能救疗，而别有救疗之方而言也。惟是药与人有宜

---

① 訾（zǐ）：说别人的坏话，诋毁。

② 刊：削除，修改。不刊之论，指至理明言。

③ 攸（yōu）：所。

④ 旸（yáng）：晴天。

⑤ 庸：怎么。

跋

不宜之殊，方与证有对不对之异，于古书能善读者，又贵能善用。苟仅能见其外之形似，而未能察其内之神机，惘^①惘然，执纸上陈言而尝试之，一有不当，人且乘其间而议是书扶阳之法为误而不可遵循矣。嗟，嗟！扶阳正理，何误之有？因用者之不当，而并咎昔人立言之误，吾恐斯人之学亦误于保阴之说，夭枉天下苍生更多而曾不自觉也。可胜叹哉！

二月十三日己丑琢崖又书

[提　要]　本段为清代王琦为此书撰写的跋二。

[白话解]　作者窦材出生于宋代中叶，而书中有刘河间、朱丹溪贻误后人之语。又钟乳粉方下，批驳朱丹溪"多服发渴淋"之说错误，又说其制法见于李时珍《本草纲目》，怎么能把元代、明代人的书拿来举例呢？此书明显经后人增补无疑，可知目前版本并非窦氏原本。仲景《伤寒论》，古今奉为医学经典，但窦氏却指出其数条不恰当之处，大概由于胶执其词，没有能够融会贯通、参透其精神实质以达灵活运用的境界，导致意见有所偏差。至于后人，自当分别看待，能鉴其正确之处，更能别其错误所在，正误分明，才是善读古书者。

人禀阴阳二气以成此身，身体内部都是阴阳二气所填充周流。两者互相生化，互相接济，没有太过与不及的异常变化，才能保持内外平衡而没有疾病。反之，就会导致疾病的发生。治疗时，或扶阳，或保阴，根据病情需要，或攻伐，或补益，以使阴阳平衡而没有偏颇。这本书重在扶阳，有人可能怀疑其

---

① 惘：失意，不得意。

难免存在偏见。但我观察天地间日月的盈亏，寒暖的交替，阴晴的变化，草木的盛衰，而相信阳常有余，阴常不足，是自然界一切变化的基本规律。如果阳常有余，而大家都不嫌其有余；阴常不足，而大家都没有感到其不足。这样来看，保养阴气似乎比扶助阳气更为重要，这也符合天地造化的自然规律。但窦氏之书以艾灸为第一，服丹药为第二，用附子为第三，把这三种方法当作保养性命的真谛，实在是千古不灭之法。怎么能轻易排斥、批驳其不对呢？其议论张仲景、王叔和等六位医家，并非为与人争辩而标新立异。序中明确说明，学习六位医家的著作，用来调治小病都百发百中，但对于几十种大病，垂危之证，就不是上述著作中所载方剂能够治疗的了，而应另寻有效的治疗方剂。只是药与人之间有合适、不合适的区别，方与证之间有对证、不对证的差异，善于读古书的人，还贵在能够善于运用。如果只能看到事物的外表，而未能洞察其内在的神机，茫然若失，仅凭纸上谈兵而治疗疾病，一有失误，便被人抓住把柄，妄议本书扶阳之法错误而不可遵循。唉！扶阳之法本为正确治法，有什么错呢？因使用者用之不当，而错怪古人立论有误，我担心这种人对于养阴之说同样会有错误的认识，使天下更多的黎民百姓白白丧失性命而自己却浑然不知。真是令人感慨啊！

二月十三日己丑琢崖又书

雕板未竣，或有阻余者曰：陶节庵录成《家秘》的本，戒其子勿以示人，恐浅陋者妄肆诋諆。子珍是编，什袭而藏之，择其人示焉可矣。胡事镌梨刻枣，以昭示于世，不虑浅学之徒是非锋起，或加涂抹，而为是书疮痏与？余曰：人心各异，所见不同，于是书而非之，或涂抹之，如吾子所言固有矣。然岂无重之珍之，更欲重刊之，如古月老人父子者乎！昔华佗能剖割积聚，湔洗肠胃，其方书焚毁不传，后人以为恨。然使其书尚存，恐谓其诞妄不经者必多，孰敢有信而用者。今窦氏之书宁独异于华氏之书耶？余幸其得存于今也。亟重刊之，化一帙①为千百帙，冀其长留天地间，而不至澌②灭无传。后人得之，或有信而用者，以之起死扶衰，通闭解结，而反之于平，则是书实博施济众之良书，其为有功于苍赤岂少哉！彼执偏滞之见，平居则啧③有烦言，于扶阳之理，肆为排击；临险证则袖手彷徨④，莫之能救。其学之优劣可一览而知，其言之是非，曾何足为重轻乎！

二月二十六日壬寅琢崖又书

---

① 帙（zhì）：量词，装套的线装书。

② 澌：尽。

③ 啧：争辩。啧有烦言，很多人说不满意的话。

④ 彷徨（páng huáng）：游移不定，不知道往哪里走好。

[提　要]　本段为清代王琦为此书撰写的跋三。

[白话解]　书还没有刻完，又有人来阻止我说："当年陶节庵著成家传秘本，告诉他的孩子，不要轻易让别人看到，就怕学识浅薄者妄加诋毁。你珍爱这本书，非常完好地把它保存起来，遇到合适的人可以拿出来给他们看。怎么能随便刊刻印刷，让之公布于世，不怕才疏学浅之徒妄加指责，或加篡改，而成为这本书的瑕疵吗？"我回答说："人心各异，所见不同，对于这本书妄加指责，或随意篡改，就像你讲的这些情况应该是有的。然而，难道就没有非常珍爱它，非常想把它重新刊刻出来，就像古月老人父子那样的人吗？过去华佗能切除积聚，荡涤肠胃，他的书籍却焚毁不传，后人认为非常遗憾。但假使他的书依然存在，恐怕说它诞妄不经的人也一定很多，谁敢轻易去相信而使用呢？现在窦材的书和华佗的书难道有什么不同吗？我非常庆幸它能够保存到今天。"于是，赶紧把它刊刻出来，使一套变成千百套，希望它长留天地之间，而不至于完全丢失，不得流传。后人得到它，或许有相信而使用它的，所谓救死扶衰，疏通结滞，而使患者回归到正常状态，那么，这本书就真成了博施济众的良书，它对于芸芸众生的贡献难道还少吗？那些执一偏之见的人，平常就说三道四、好为争辩，对于扶阳之理，妄加排斥攻击；一旦面对险证，则袖手旁观、不知所措，不能治疗。其学术水平的高低一眼就能看出来，其言论的好坏，又能有多重要呢！

　　　　　　　二月二十六日壬寅琢崖又书

跋

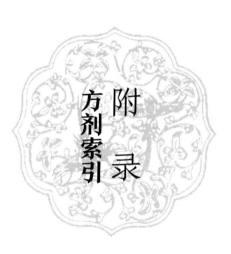

附录

方剂索引

（按笔画顺序）

书中所提及的方剂，有少数或为别名，或为当时的民间验方，现在已经很难查明。对于这些方剂，均注明"方源及药物组成待考"。其中，方剂名称后标有"★"者，为本书"神方"部分所介绍的方剂。

1 画

2 画

熟地黄　山茱萸　山药　牡丹皮　茯苓　泽泻　肉桂

3 画

4 画

6 画

7 画

8 画

10 画

嫩鹿茸　沉香　炮附子　当归　小茴香　菟丝子　胡芦巴
补骨脂

12画及以上

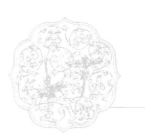